Foucher

CAP

W0328525

Prévention Santé Environnement

Sylvie Crosnier

Mary Cruçon

Annie Naulleau

FOUCHER

DANGER
LE PHOTOCOPILLAGE TUE LE LIVRE

« Le photocopillage, c'est l'usage abusif et collectif de la photocopie sans autorisation des auteurs et des éditeurs.
Largement répandu dans les établissements d'enseignement, le photocopillage menace l'avenir du livre, car il met en danger son équilibre économique. Il prive les auteurs d'une juste rémunération.
En dehors de l'usage privé du copiste, toute reproduction totale ou partielle de cet ouvrage est interdite ».

ISBN 978-2-216-12028-4 (Nouvelle édition)
ISBN 978-2-216-11484-9 (1re édition)

Toute reproduction ou représentation intégrale ou partielle, par quelque procédé que ce soit, des pages publiées dans le présent ouvrage, faite sans autorisation de l'éditeur ou du Centre français du Copyright (20, rue des Grands-Augustins, 75006 Paris), est illicite et constitue une contrefaçon. Seules sont autorisées, d'une part, les reproductions strictement réservées à l'usage privé du copiste et non destinées à une utilisation collective, et, d'autre part, les analyses et courtes citations justifiées par le caractère scientifique ou d'information de l'œuvre dans laquelle elles sont incorporées (loi du 1er juillet 1992 - art. 40 et 41 et Code pénal - art. 425).

© Éditions Foucher. Vanves 2012

Avant-propos

Cet ouvrage couvre l'ensemble du programme **Prévention Santé Environnement** du **CAP**.

Vous y trouverez :

- **36 cours** pour réviser l'intégralité des thèmes étudiés en **Prévention Santé Environnement**.
  Ces synthèses claires et structurées vous apportent les connaissances indispensables à votre réussite.
- des **exercices corrigés** (QCM À vous de jouer !) à l'issue de chaque synthèse de cours vous permettront de vous entraîner avant l'examen et de valider les connaissances acquises.

En fin d'ouvrage, **16 fiches Mémos détachables** sur les gestes des premiers secours, conformément au référentiel technique SST et PSC1, vous aideront à mémoriser et réviser pour maintenir votre savoir-faire.

Bon travail et bonnes révisions.

Sommaire

1

Les rythmes biologiques et le sommeil

Les troubles du sommeil sont en augmentation notamment chez les salariés aux horaires décalés (travail en équipes successives ou travail posté) car les rythmes biologiques ne sont plus respectés.

1 Les rythmes biologiques ou biorythmes

Les rythmes biologiques sont des phénomènes biologiques naturels, totalement indépendants de la volonté, qui se répètent à intervalles réguliers dans le temps :

- cycle circadien : toutes les 24 heures (alternance « veille-sommeil ») ;
- cycle lunaire : tous les mois (cycle menstruel) ;
- cycle solaire : tous les ans (cas des saisons) ;
- ...

Une horloge interne située dans le cerveau, appelée hypothalamus, synchronise ces rythmes.

2 Le déroulement d'une nuit de sommeil

Le sommeil est caractérisé par la perte de la conscience du monde extérieur et un ralentissement des fonctions de l'organisme.

Il se divise en 4 ou 5 cycles qui se succèdent au cours de la nuit, passant du sommeil lent au sommeil paradoxal.

La décomposition d'une nuit de sommeil

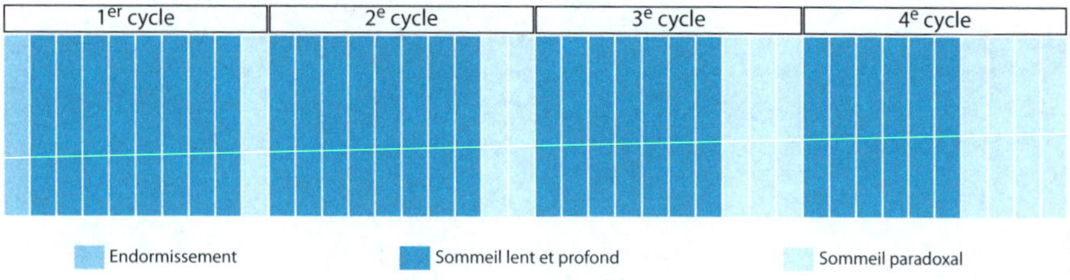

Les stades successifs d'un cycle de sommeil

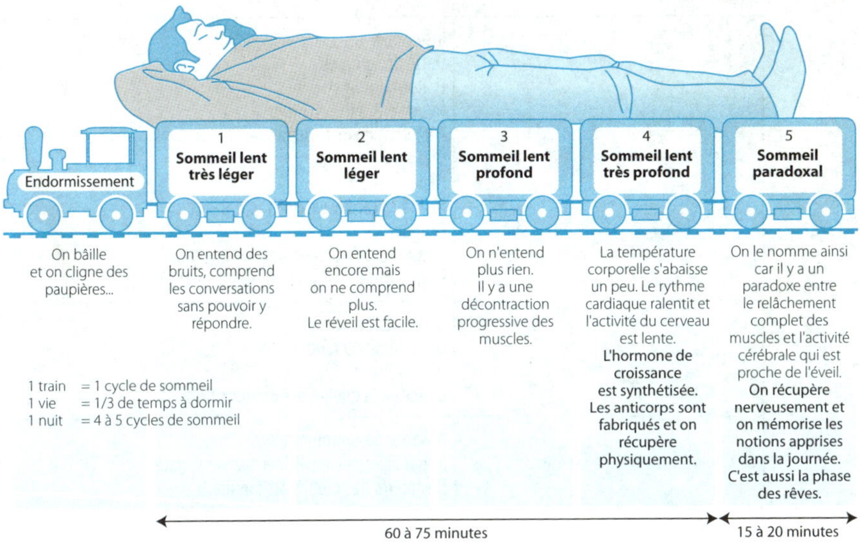

3 Les horaires de travail décalés et le sommeil

Pour des raisons économiques et techniques, certaines entreprises bénéficient d'un accord pour faire fonctionner des équipements coûteux en continu. Ainsi, plusieurs équipes se succèdent sur les mêmes postes de travail. Ces horaires atypiques ne sont pas sans répercussions sur la santé.

Types de travail / Répercussions	Travail posté			Travail de jour 8 h – 16 h 30	Jour de repos
	Matin 5 h – 13 h	Après-midi 13 h – 21 h	Nuit 21 h – 5 h		
Durée du sommeil	5 h	8 h 30	6 h 15	7 h 30	8 h 48
Plus de 30 minutes pour s'endormir	40 %	31 %	18 %	26 %	25 %
3 réveils ou plus pendant la nuit	18 %	10 %	11 %	10 %	8 %
Sommeil insuffisant	78 %	16 %	49 %	31 %	11 %
Mauvais sommeil	50 %	10 %	33 %	23 %	2 %
Réveil matinal provoqué	76 %	27 %	24 %	54 %	14 %
Sommeil au réveil	60 %	16 %	37 %	32 %	11 %
Somnolence au travail	43 %	10 %			

4 Les effets des perturbations du sommeil

Sur la santé	Insomnies Dette de sommeil Hallucinations Hypersensibilité au bruit Perturbation de la mémoire Ulcères à l'estomac Hypertension Maladies cardio-vasculaires Fatigue Diminution de la résistance à l'infection Risque d'obésité (grignotage, casse-croûte…)
Sur le travail	Accidents du travail Diminution du rendement Absentéisme Baisse de la qualité des produits finis
Sur la vie familiale et sociale	Absence de communication Impossibilité de participer à la vie sociale Désintérêt des problèmes familiaux

5 Les mesures individuelles pour favoriser le sommeil

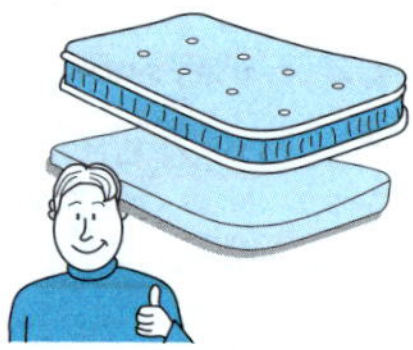

• Avoir une bonne literie

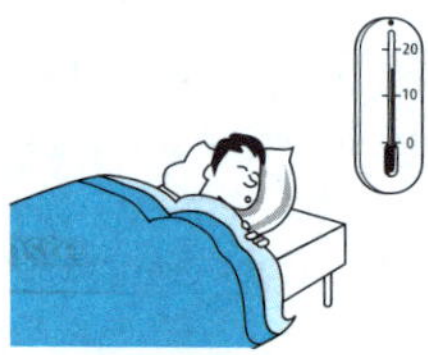

• Dormir dans une pièce peu chauffée

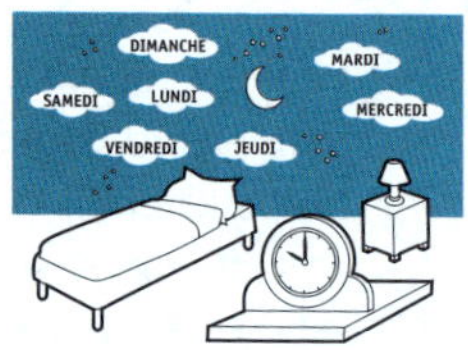

• Se coucher à des heures régulières

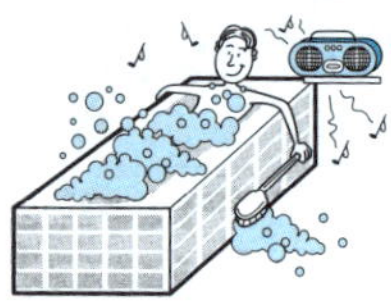

• Créer un climat de détente

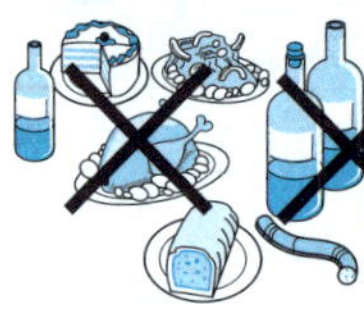

• Dîner légèrement, sans alcool

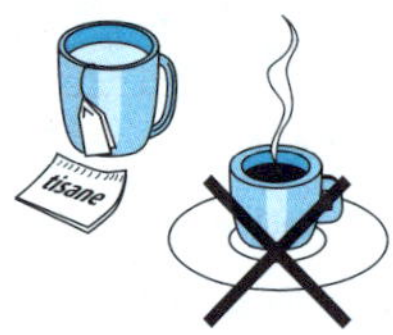

• Ne pas consommer de boissons excitantes

- Reprogrammer progressivement l'horloge biologique
- Consommer des boissons favorisant le sommeil : lait, infusions…

6 Les mesures de prévention au travail

- Respecter au moins deux jours complets de repos après la dernière nuit de travail.
- Éviter la double journée (double emploi), source de fatigue supplémentaire.
- Prévoir d'interrompre l'activité entre deux heures et six heures du matin…

Exercice 1 À vous de jouer !

Complétez les mots croisés à l'aide des définitions suivantes.

Verticalement

1. Récupération indispensable favorisée par le sommeil lent
2. Boissons à consommer pour favoriser le sommeil
3. Favorisés sur la route ou au travail si le sommeil manque ou s'il est de mauvaise qualité
4. Localisation de notre horloge biologique
5. Effet néfaste sur l'appareil vasculaire

Horizontalement

A. Composent une nuit de sommeil

B. Rythme biologique qui correspond à l'alternance « veille-sommeil »

C. Action nécessaire pour survivre et notamment la nuit

D. Nécessaire pour s'endormir, un bain, la relaxation la favorise

E. Type de sommeil qui permet la récupération nerveuse

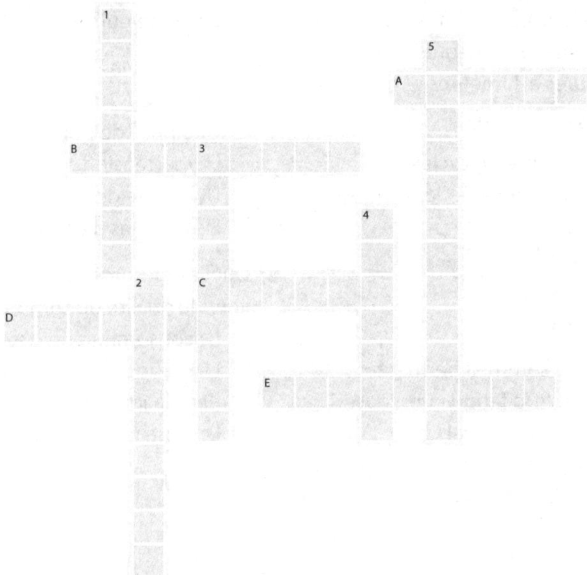

Exercice 2 QCM

Cochez la ou les bonnes réponses.

1) Qu'est-ce qu'un cycle circadien ?
- ☐ Un rythme biologique dont la période est d'environ 36 heures
- ☐ Un rythme biologique dont la période est d'environ 24 heures
- ☐ Un rythme biologique dont la période est d'environ 12 heures

2) Quelles sont les périodes les plus favorables à l'activité intellectuelle et physique ?
- ☐ De 3 à 5 heures du matin
- ☐ De 11 heures à 15 heures
- ☐ De 8 heures à 11 heures et de 16 heures à 19 heures

3) Quel est le nombre de cycles, en moyenne, dans une nuit de sommeil d'un adulte ?
- ☐ 3 à 4 cycles
- ☐ 4 à 5 cycles
- ☐ 5 à 6 cycles

4) Quel stade du sommeil permet la récupération de la fatigue nerveuse ?
- ☐ Le sommeil paradoxal
- ☐ Le sommeil lent léger
- ☐ Le sommeil lent très profond

5) Que permet le sommeil lent très profond ?
- ☐ La mémorisation
- ☐ La récupération physique
- ☐ Les rêves

6) À quelle période de la nuit le sommeil paradoxal est-il le plus important ?
- ☐ Au tout début de la nuit, avant minuit
- ☐ Au milieu de la nuit
- ☐ En fin de nuit

7) Quelles sont les conséquences du travail décalé ?
- ☐ Une prise de poids et de l'hypertension
- ☐ Une dette de sommeil
- ☐ Des risques d'accidents

8) Quelles mesures permettent d'améliorer la qualité du sommeil ?
- ☐ La consommation d'excitants
- ☐ La pratique d'une activité physique dans la journée
- ☐ Le coucher à des heures régulières

Exercice 1 À vous de jouer !

Complétez les mots croisés à l'aide des définitions suivantes.

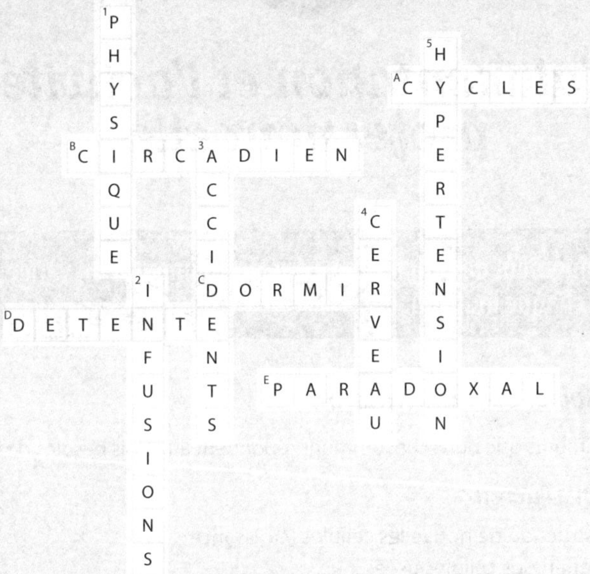

Exercice 2 QCM

1) Qu'est-ce qu'un cycle circadien ?

☒ Un rythme biologique dont la période est d'environ 24 heures

2) Quelles sont les périodes les plus favorables à l'activité intellectuelle et physique ?

☒ De 8 heures à 11 heures et de 16 heures à 19 heures

3) Quel est le nombre de cycles, en moyenne, dans une nuit de sommeil d'un adulte ?

☒ 4 à 5 cycles

4) Quel stade du sommeil permet la récupération de la fatigue nerveuse ?

☒ Le sommeil paradoxal

5) Que permet le sommeil lent très profond ?

☒ La récupération physique

6) À quelle période de la nuit le sommeil paradoxal est-il le plus important ?

☒ En fin de nuit

7) Quelles sont les conséquences du travail décalé ?

☒ Une prise de poids et de l'hypertension

☒ Une dette de sommeil

☒ Des risques d'accidents

8) Quelles mesures permettent d'améliorer la qualité du sommeil ?

☒ La pratique d'une activité physique dans la journée

☒ Le coucher à des heures régulières

2

L'alimentation et l'activité professionnelle

Le bon fonctionnement de l'organisme exige une alimentation variée et adaptée aux besoins de chaque individu.

1 Les besoins de l'organisme

Les aliments que nous consommons répondent aux trois besoins de l'organisme :

• Constructeur

- construction de nouvelles cellules (croissance) ;
- entretien des cellules usées ;
- réparation des cellules détruites accidentellement.

• Énergétique

- maintien de la température du corps (37 °C) ;
- travail musculaire (activité physique, maintien de la vie).

• Fonctionnel

- bonne utilisation des aliments pour un fonctionnement harmonieux de l'organisme.

(A) Les besoins nutritionnels quantitatifs

La **ration alimentaire** est la quantité d'aliments que doit consommer un individu en 24 heures pour être en bonne santé. Elle est exprimée en kilojoules (kJ) et varie en fonction de l'âge, du sexe, de l'activité professionnelle…

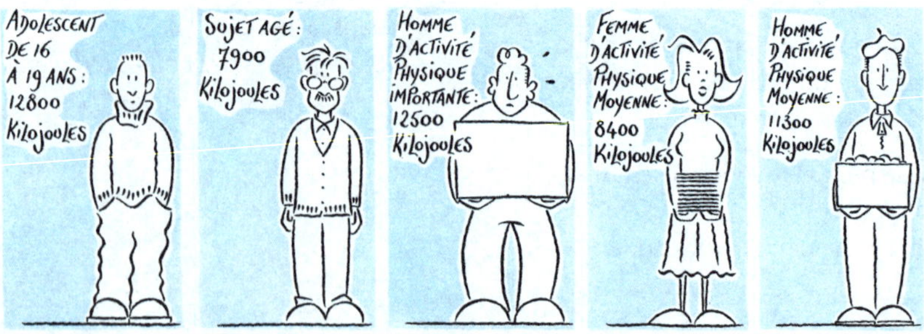
ADOLESCENT DE 16 À 19 ANS : 12800 KILOJOULES
SUJET ÂGÉ : 7900 KILOJOULES
HOMME D'ACTIVITÉ PHYSIQUE IMPORTANTE : 12500 KILOJOULES
FEMME D'ACTIVITÉ PHYSIQUE MOYENNE : 8400 KILOJOULES
HOMME D'ACTIVITÉ PHYSIQUE MOYENNE : 11300 KILOJOULES

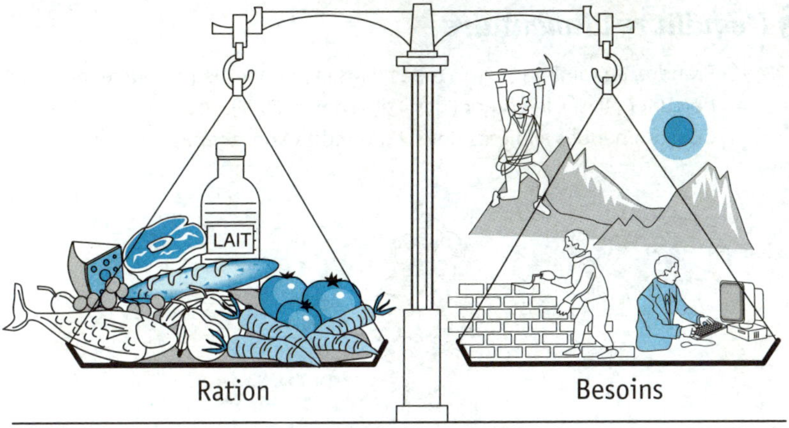

(B) *Les besoins nutritionnels qualitatifs*

Il faut respecter les apports entre les différents constituants alimentaires.

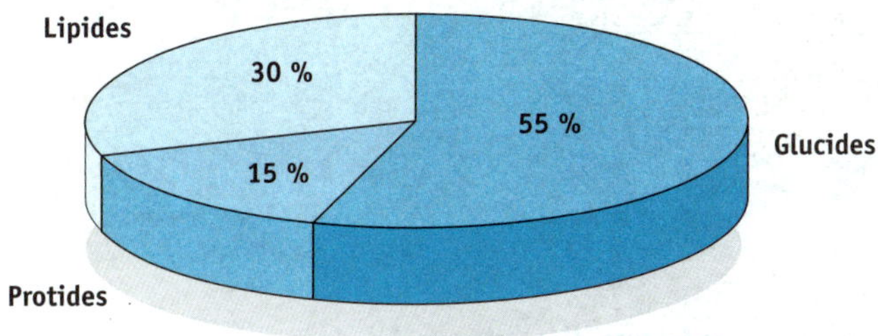

Ces constituants sont apportés par six groupes d'aliments. Dans un même groupe, les aliments ont à peu près la même valeur alimentaire.

Groupes d'aliments	Viandes, poissons, œufs	Lait et produits laitiers	Corps gras	Féculents et aliments sucrés	Fruits et légumes crus et cuits*	Boissons
Apports principaux	protides	protides, calcium	lipides	glucides	sels minéraux, vitamines, fibre	eau, sels minéraux
Rôle	constructeur	constructeur	énergétique	énergétique	fonctionnel	fonctionnel

* Moins de vitamines et de sels minéraux.

2 L'équilibre alimentaire

- Prendre, au minimum, trois repas dans la journée : le petit-déjeuner (25 %), le déjeuner (40 %), le goûter (10 %) et le diner (25 %).
- Consommer des aliments des six groupes, selon la répartition suivante :

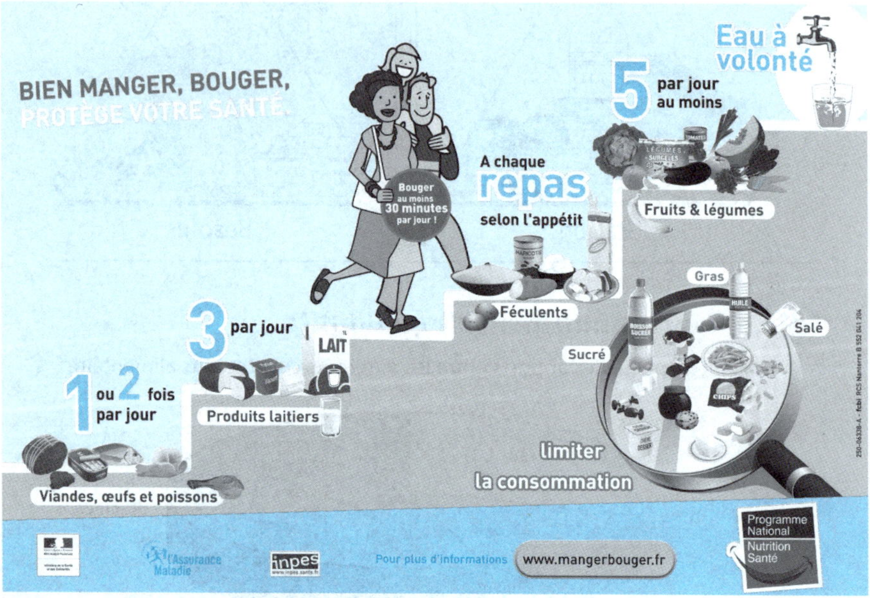

3 Les contraintes du travail et les comportements alimentaires

L'évolution des comportements alimentaires des Français est liée à de multiples facteurs, à savoir, le développement du travail féminin, l'industrialisation de l'alimentation, les contraintes du travail, la prépondérance des loisirs, l'essor de la grande distribution, l'éloignement du domicile, l'urbanisation croissante, les contraintes de budget, la modification des rythmes de vie... Le repas traditionnel fait place à de nouvelles tendances de consommation comme la restauration rapide, le plateau-repas, etc.

4 Les erreurs alimentaires et leurs conséquences

(A) Les principales erreurs alimentaires

- les excès de matières grasses (charcuteries, frites...) et de produits sucrés (boissons sucrées, friandises...) ;
- les grignotages salés et sucrés ;
- les repas pris à l'extérieur « sur le pouce » ;
- la consommation insuffisante de fruits et de légumes.

(B) *Les conséquences*

- hypertension ;
- diabète ;
- maladies cardio-vasculaires ;
- risque de cancer ;
- arthrose ;
- surcharge pondérale…

(C) *L'indice de masse corporelle (IMC)*

Indice de masse corporelle	Classification
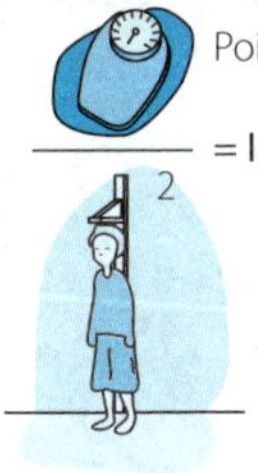 Poids en kg / Taille en m² = IMC (kg/m²)	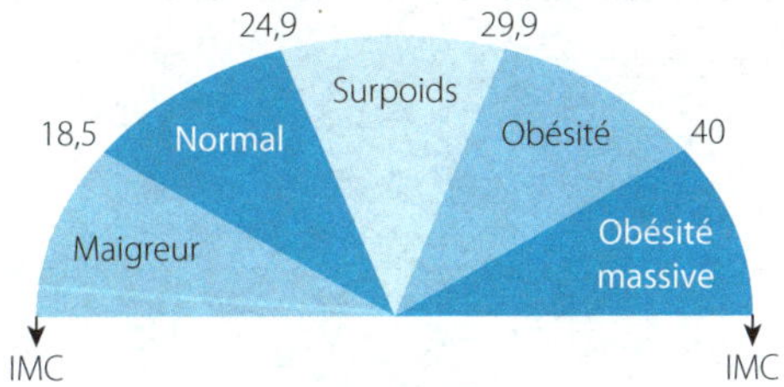

5 *Des attitudes pour une bonne hygiène alimentaire*

- adapter son alimentation à ses besoins ;
- avoir une alimentation variée et équilibrée ;
- prendre ses repas à des heures régulières ;
- éviter les grignotages entre les repas ;
- éviter les boissons sucrées et alcoolisées ;
- manger cinq fruits et légumes chaque jour ;
- …

Exercice 1 À vous de jouer !

Complétez les mots croisés à l'aide des définitions suivantes.

Verticalement

1. Risque d'une alimentation trop riche et déséquilibrée

2. Constituants alimentaires indispensables pour la construction des cellules

3. À éviter entre les repas

4. Nombre de fruits et légumes recommandés chaque jour

5. Maladie grave, qui touche le cœur

Horizontalement

A. Pression artérielle trop élevée

B. Sa valeur indique un surpoids ou un état de maigreur

C. Se dit d'un menu s'il apporte les six groupes d'aliments

D. Maladie caractérisée par une augmentation du taux de sucre dans le sang

E. Besoin fondamental pour une activité physique intense

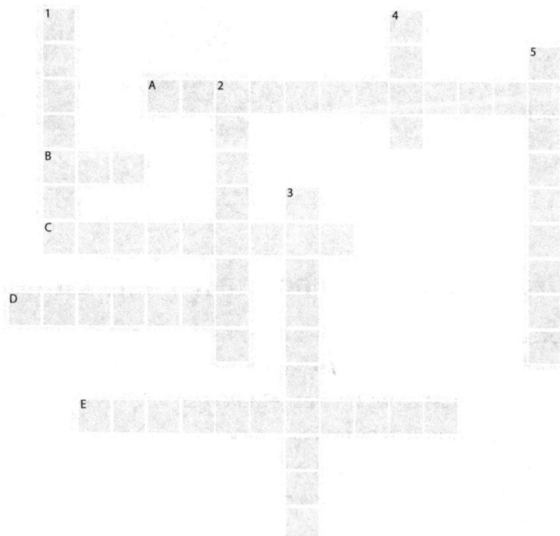

Exercice 2 QCM

Cochez la ou les bonnes réponses.

1) Quelles sont les maladies causées par une alimentation trop riche ?
- ☐ L'hypertension
- ☐ La sclérose en plaques
- ☐ Le diabète

2) Quelles sont les modifications des comportements alimentaires induites par les contraintes de travail ?
- ☐ Le pique-nique sur le lieu de travail (sandwiches, plats préparés)
- ☐ La restauration rapide
- ☐ La restauration familiale

3) Quelles sont les causes de l'évolution des modes alimentaires ?
- ☐ L'éloignement du domicile
- ☐ Le travail des femmes
- ☐ L'essor de la grande distribution

4) Quelle est la signification du sigle IMC ?
- ☐ Indice de masse carnée
- ☐ Indice de mouvement corporel
- ☐ Indice de masse corporelle

5) Quelle est l'unité utilisée pour exprimer la ration alimentaire ?
- ☐ La kilocalorie
- ☐ Le kilojoule
- ☐ Le kilowatt

6) Quel est le rôle des glucides ?
- ☐ Énergétique
- ☐ Constructeur
- ☐ Fonctionnel

7) À quel groupe d'aliments appartiennent les céréales et les légumes secs ?
- ☐ Viandes-poissons-œufs
- ☐ Sucres et féculents
- ☐ Crudités

8) Comment réduire le risque de surpoids ?
- ☐ En évitant les aliments riches en sucres et en graisses
- ☐ En privilégiant la consommation de fruits et légumes crus et cuits
- ☐ En grignotant entre les repas

Exercice 1 À vous de jouer !

Complétez les mots croisés à l'aide des définitions suivantes.

	1 O										4 C				
	B										I				5 I
	E			A H	Y	2 P	E	R	T	E	N	S	I	O	N
	S					R					Q				F
	B I	M	C			O									A
	T					T		3 G							R
	C E	Q	U	I	L	I	B	R	E						C
						D		I							T
D D	I	A	B	E	T	E		G							U
						S		N							S
								O							
		E E	N	E	R	G	E	T	I	Q	U	E			
								A							
								G							
								E							

Exercice 2 QCM

1) Quelles sont les maladies causées par une alimentation trop riche ?
- ☒ L'hypertension
- ☒ Le diabète

2) Quelles sont les modifications des comportements alimentaires induites par les contraintes de travail ?
- ☒ Le pique-nique sur le lieu de travail (sandwiches, plats préparés)
- ☒ La restauration rapide

3) Quelles sont les causes de l'évolution des modes alimentaires ?
- ☒ L'éloignement du domicile
- ☒ Le travail des femmes
- ☒ L'essor de la grande distribution

4) Quelle est la signification du sigle IMC ?
- ☒ Indice de masse corporelle

5) Quelle est l'unité utilisée pour exprimer la ration alimentaire ?
- ☒ Le kilojoule

6) Quel est le rôle des glucides ?
- ☒ Énergétique

7) À quel groupe d'aliments appartiennent les céréales et les légumes secs ?
- ☒ Sucres et féculents

8) Comment réduire le risque de surpoids ?
- ☒ En évitant les aliments riches en sucres et en graisses
- ☒ En privilégiant la consommation de fruits et légumes crus et cuits

3

L'activité physique et ses bienfaits

L'activité physique, par opposition à l'activité sportive, regroupe la totalité de tous les mouvements du corps qui aboutissent à une dépense d'énergie. Sont donc incluses toutes les activités de la vie quotidienne et professionnelle.

1 *L'activité physique et les dépenses énergétiques*

Les dépenses énergétiques moyennes pour une heure d'activité sont de :

- 2 299 kJ (kilojoule) pour la natation ;
- 2 236 kJ pour le vélo ;
- 1 404 kJ pour le jardinage ;
- 756 kJ pour le ménage ;
- 753 kJ pour la marche ;
- 209 kJ devant un ordinateur.

2 *Les effets de l'activité sur la santé*

Organisme	Effets positifs
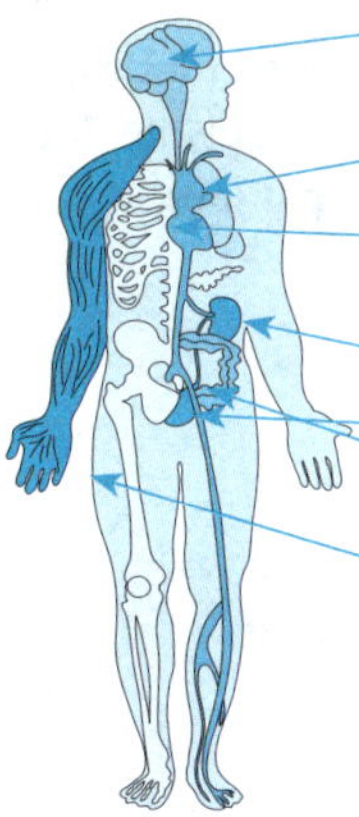	**Sur le système nerveux** - moins de stress et d'anxiété **Sur l'appareil respiratoire** - développement de la capacité respiratoire **Sur l'appareil cardio-vasculaire** - diminution du rythme du cœur, moins d'hypertension et de maladies cardio-vasculaires ; **Sur les reins** : moins de problèmes rénaux ; **Sur le pancréas** : moins de diabète. **Sur l'appareil digestif** - meilleur transit intestinal et diminution du risque de cancer **Sur l'appareil locomoteur** - souplesse, équilibre, force musculaire ; - coordination des mouvements ; - modelage du corps, baisse du surpoids ; - tonus postural.

L'activité physique doit tenir compte du capital santé de l'individu.

3 Les risques

A La sédentarité

La première conséquence néfaste de l'inactivité physique est la prise de poids et, progressivement, la survenue de l'obésité. Il faut savoir que 30 minutes de position assise par jour à la place d'une marche à pied peut entraîner une prise de poids de 1 kg par an. La deuxième conséquence, moins visible mais tout aussi redoutable que l'obésité est le risque cardio-vasculaire.

B Le dopage

Le dopage est la pratique consistant à absorber des substances ou à utiliser des actes médicaux afin d'augmenter artificiellement ses capacités physiques ou mentales. Les effets secondaires sont graves.

Produits dopants	Effet principal	Effets secondaires (dangers)
Amphétamines	Fatigue et sommeil diminués Confiance en soi accrue	Insomnie/Dépendance Risques cardio-vasculaires
Hormones EPO (érythropoïétine)	Masse musculaire augmentée Nombre de globules rouges multiplié	Diabète Hypertension, thromboses
Bêtabloquants	Relaxation Fréquence cardiaque ralentie Meilleure coordination des mouvements	Chutes de tension Vertiges Troubles du rythme cardiaque

4 Une activité physique régulière et raisonnée

Il suffit de saisir toutes les occasions pour bouger, et ainsi provoquer une dépense énergétique supérieure à celle du repos : monter les escaliers, jardiner… ce n'est pas tant l'intensité qui compte que la régularité. **Il est recommandé de pratiquer 30 minutes de marche rapide par jour.**

Exercice 1 À vous de jouer !

Complétez les mots croisés à l'aide des définitions suivantes.

Verticalement

1. L'absence d'activité physique la favorise
2. Tristesse, larmes, surmenage en sont les signes
3. Sa capacité est augmentée par l'activité physique
4. Pression artérielle trop élevée

Horizontalement

A. La prise d'EPO en est un exemple

B. État des muscles qui permet la flexibilité du corps

C. Manque d'activité physique

D. Recommandé de la pratiquer 30 minutes chaque jour

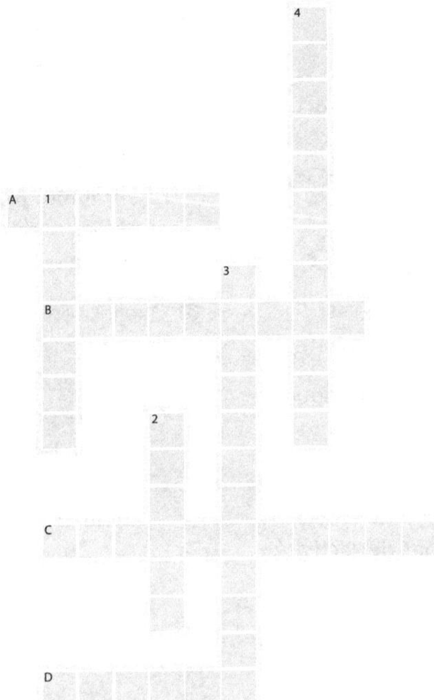

3 exercices

Exercice 2 QCM

Cochez la ou les bonnes réponses.

1) Quels sont les dangers de la sédentarité ?

- ☐ La prise de poids
- ☐ L'amaigrissement
- ☐ Le risque de maladies cardio-vasculaires

2) Quelle est l'activité physique qui génère la plus grande dépense énergétique ?

- ☐ La natation
- ☐ La marche
- ☐ Les jeux sur ordinateur

3) Quand peut-on dire qu'il y a « activité physique » ?

- ☐ La dépense énergétique est égale à celle de repos
- ☐ La dépense énergétique est supérieure à celle de repos
- ☐ La dépense énergétique est inférieure à celle de repos

4) Quelles sont les activités physiques ?

- ☐ Jardiner
- ☐ Regarder la télévision
- ☐ Monter les escaliers

5) Quels sont les bienfaits de l'activité physique sur l'appareil circulatoire ?

- ☐ La diminution de l'hypertension
- ☐ Le diabète
- ☐ Le ralentissement du rythme cardiaque

6) Quels sont les autres bienfaits de l'activité physique ?

- ☐ La diminution du stress
- ☐ L'augmentation du risque de cancer
- ☐ La diminution du risque d'obésité

7) Qu'est-ce que le dopage ?

- ☐ Une pratique consistant à absorber des substances pour développer artificiellement les capacités physiques et mentales
- ☐ Une pratique consistant à diminuer ses performances
- ☐ Un surentraînement pour augmenter ses performances physiques et mentales

8) Quelles sont les pratiques qui favorisent l'activité physique ?

- ☐ Préférer la marche ou le vélo à la voiture pour les petits trajets
- ☐ Choisir le covoiturage
- ☐ Marcher un minimum de trente minutes chaque jour

Exercice 1 À vous de jouer !

Complétez les mots croisés à l'aide des définitions suivantes.

								[4] H			
								Y			
								P			
								E			
								R			
[A] D	[1] O	P	A	G	E			T			
	B							E			
	E					[3] R		N			
	[B] S	O	U	P	L	E	S	S	E		
	I					S		I			
	T					P		O			
	É			[2] S		I		N			
				T		R					
				R		A					
	[C] S	E	D	E	N	T	A	R	I	T	E
				S		O					
				S		I					
						R					
	[D] M	A	R	C	H	E					

Exercice 2 QCM

1) Quels sont les dangers de la sédentarité ?
- ☒ La prise de poids
- ☒ Le risque de maladies cardio-vasculaires

2) Quelle est l'activité physique qui génère la plus grande dépense énergétique ?
- ☒ La natation

3) Quand peut-on dire qu'il y a « activité physique » ?
- ☒ Lorsque la dépense énergétique est supérieure à celle de repos.

4) Quelles sont les activités physiques ?
- ☒ Jardiner
- ☒ Monter les escaliers

5) Quels sont les bienfaits de l'activité physique sur l'appareil circulatoire ?
- ☒ La diminution de l'hypertension
- ☒ Le ralentissement du rythme cardiaque

6) Quels sont les autres bienfaits de l'activité physique ?
- ☒ La diminution du stress
- ☒ La diminution du risque d'obésité

7) Qu'est-ce que le dopage ?
- ☒ Une pratique consistant à absorber des substances pour développer artificiellement les capacités physiques et mentales.

8) Quelles sont les pratiques qui favorisent l'activité physique ?
- ☒ Préférer la marche ou le vélo à la voiture pour les petits trajets
- ☒ Marcher un minimum de trente minutes chaque jour

4

Les conduites addictives

L'usage abusif et répété de produits licites (permis par la loi), comme l'alcool et le tabac, ou de produits illicites, comme les drogues, entraîne non seulement de réels problèmes de santé mais aussi des conséquences sur la vie professionnelle du salarié et sur l'entreprise. Le risque cannabis est devenu un enjeu majeur en entreprise, après l'alcool.

1 Quelques définitions

A Une substance psycho-active

C'est une substance naturelle ou synthétique qui agit sur le psychisme, modifie le comportement et procure des sensations que recherche l'individu jusqu'à un état d'accoutumance et de dépendance.

B Une conduite addictive ou addiction

C'est l'asservissement d'une personne à une substance psycho-active ou à une activité (addiction comportementale), malgré les tentatives pour contrôler ou abandonner le comportement.

2 Les effets et les risques de quelques substances psychoactives

Produits	Principaux effets indésirables et/ou nocifs	Dépendance
Tabac	Toxicité pulmonaire et cardiaque, cancers.	psychique (+++) physique (++)
Alcool	Ivresse, perte du contrôle de soi et de la vigilance, perception visuelle et réflexes modifiés, toxicité hépatique, digestive, coma éthylique, cirrhose du foie, accident de sevrage *(delirium tremens)*.	psychique (+++) physique (+++)
Cannabis	Toxicité pulmonaire et troubles de la mémoire, déconcentration, perte de la vigilance, perception visuelle et réflexes modifiés, risque de schizophrénie multiplié par 6.	psychique (++) physique (+)
Héroïne	Insomnie, instabilité d'humeur, agressivité et violence, perte de mémoire, hallucinations.	psychique (+++) physique (+)

3 Les conséquences de la consommation de substances psycho-actives

Elles sont nombreuses :
- accident du travail ;
- absentéisme ;
- baisse de la productivité ;
- baisse de la qualité du travail ;
- dégradation des relations ;
- sanctions.

Pourcentage des entreprises confrontées à un problème lié à la consommation d'une drogue

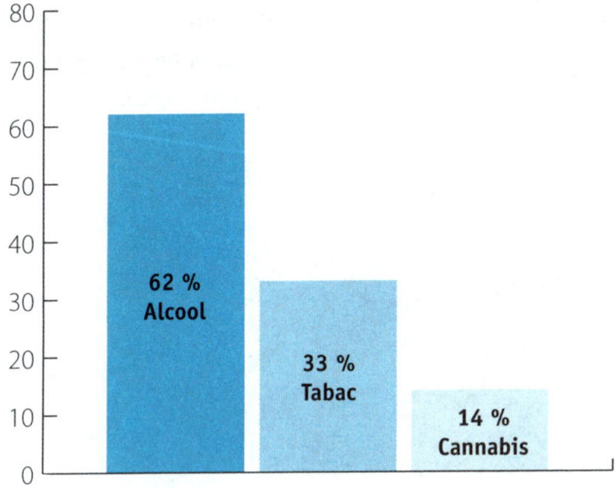

4 Les mesures de prévention mises en place dans l'entreprise

On peut citer les mesures de prévention suivantes :
- information sur les risques par le médecin du travail, l'assistante sociale ;
- mise à disposition d'une documentation ;
- mise à disposition de fontaines à eau et de distributeurs de boissons non alcoolisées ;
- mise en place d'une cellule d'écoute et de dialogue ;
- affichage des noms et adresses des structures d'aide aux toxicomanes (exemples : PAEJ – Point d'accueil écoute jeune, Consultations cannabis…) ;
- répression signifiée dans le règlement intérieur par l'intermédiaire des sanctions disciplinaires (exemples : blâme, licenciement, rétrogradation…) ;
- dépistage de la présence de substances psychoactives dans des conditions particulières précisées dans le règlement intérieur (exemples : alcootest, analyse d'urine…).

Exercice 1 À vous de jouer !

Complétez les mots croisés à l'aide des définitions suivantes.

Verticalement

1. Produit illicite
2. Plante annuelle encore appelée chanvre
3. Caractéristique de l'addiction
4. Test de dépistage de la présence d'alcool dans l'organisme
5. Personne qui se drogue

Horizontalement

A. Relation de dépendance aliénante avec un produit

B. Le blâme en est une en cas de consommation d'alcool dans l'entreprise

C. Substance la plus consommée en entreprise

D. Atteinte du foie suite à une consommation excessive d'alcool

E. Conséquence de la consommation de substances psycho-actives dans l'entreprise

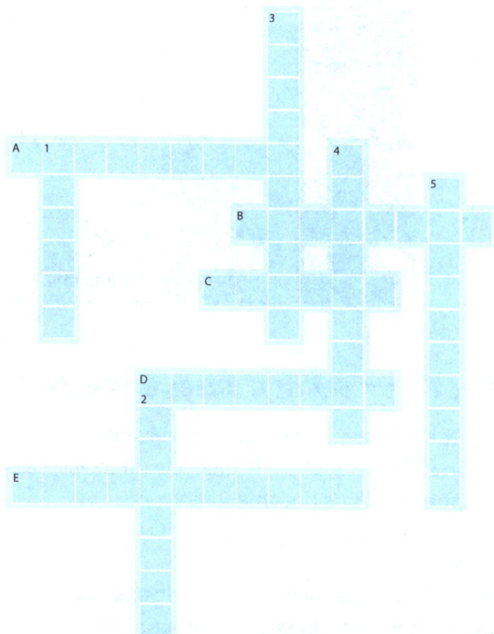

Exercice 2 QCM

Cochez la ou les bonnes réponses.

1) Qu'est-ce qu'une conduite addictive ?

☐ La restriction alimentaire volontaire
☐ L'asservissement d'une personne à une substance psycho-active ou à une activité
☐ L'absorption massive, incontrôlable d'aliments

2) Quels sont les produits licites ?

☐ Alcool
☐ Cannabis
☐ Tabac

3) Quelles sont les substances psycho-actives les plus préoccupantes en entreprise ?

☐ L'alcool
☐ Le tabac
☐ Le cannabis

4) Quels sont les risques pour la santé d'une consommation excessive d'alcool ?

☐ Aucun risque
☐ La perte du contrôle de soi
☐ La cirrhose du foie

5) Quel est le risque pour la santé d'une consommation excessive de cannabis ?

☐ Aucun risque
☐ Des troubles de la mémoire
☐ Le coma éthylique

6) Sur quel document figure l'autorisation pour un employeur d'exclure un salarié en cas de consommation de drogues, d'alcool ?

☐ Le contrat de travail
☐ Les conventions collectives
☐ Le règlement intérieur

7) Quelles sont des conséquences de la consommation de substances psycho-actives sur le travail ?

☐ L'absentéisme
☐ Un accident du travail
☐ Une amélioration de la qualité du travail

8) Quelles sont les mesures de prévention pour limiter les conduites addictives au travail ?

☐ Effectuer des dépistages
☐ Sensibiliser les salariés
☐ Licencier les salariés

4 corrigés

Exercice 1 À vous de jouer !
Complétez les mots croisés à l'aide des définitions suivantes.

								[3]D						
								E						
								P						
								E						
[A]A	[1]D	D	I	C	T	I	O	N		[4]A				
	R							D		L			[5]T	
	O						[B]S	A	N	C	T	I	O	N
	G							N		O			X	
	U					[C]A	L	C	O	O	L		I	
	E							E		T			C	
										E			O	
				[D][2]C	I	R	R	H	O	S	E		M	
				A						T			A	
				N									N	
[E]A	B	S	E	N	T	E	I	S	M	E			E	
				A										
				B										
				I										
				S										

Exercice 2 QCM

1) Qu'est-ce qu'une conduite addictive ?
☒ L'asservissement d'une personne à une substance psycho-active ou à une activité

2) Quels sont les produits licites ?
☒ Alcool
☒ Tabac

3) Quelles sont les substances psycho-actives les plus préoccupantes en entreprise ?
☒ L'alcool
☒ Le cannabis

4) Quels sont les risques pour la santé d'une consommation excessive d'alcool ?
☒ La perte du contrôle de soi
☒ La cirrhose du foie

5) Quel est le risque pour la santé d'une consommation excessive de cannabis ?
☒ Des troubles de la mémoire

6) Sur quel document figure l'autorisation pour un employeur d'exclure un salarié en cas de consommation de drogues, d'alcool ?
☒ Le règlement intérieur

7) Quelles sont des conséquences de la consommation de substances psycho-actives sur le travail ?
☒ L'absentéisme
☒ Un accident du travail

8) Quelles sont les mesures de prévention pour limiter les conduites addictives au travail ?
☒ Effectuer des dépistages
☒ Sensibiliser les salariés

5

Les infections sexuellement transmissibles

Les infections sexuellement transmissibles, ou IST, se transmettent essentiellement lors des rapports sexuels. Traitées rapidement, la plupart d'entre elles guérissent bien.

1 Les principales IST

A Les IST d'origine bactérienne

Maladie et micro-organisme responsables	Symptômes		Complications possibles
	Femme	**Homme**	
BLENNORRAGIE ou **GONOCOCCIE** (chaude pisse) gonocoque	- en général aucun symptôme	- écoulement purulent à l'extrémité de la verge - brûlures en urinant - parfois aucun symptôme	- risque de stérilité chez l'homme et la femme
CHLAMYDIOSE chlamydia	- douleurs abdominales, - fièvre, pertes banales - dans 3/4 des cas, aucun symptôme	- brûlures en urinant	- risque d'infection de l'épididyme chez l'homme et des trompes chez la femme d'où risque de stérilité
SYPHILIS ou **VÉROLE** tréponème pâle	- **syphilis primaire** : chancre ou plaie indolore sur le sexe, gonflement des ganglions lymphatiques En l'absence de traitement évolution vers - **syphilis secondaire** (2 mois plus tard) : éruption de boutons sur tout le corps (roséole)		- **syphilis tertiaire** (plusieurs années plus tard) : problèmes neurologiques, cardio-vasculaires...

B Les IST d'origine virale

Maladie et micro-organisme responsables	Symptômes		Complications possibles
	Femme	**Homme**	
CONDYLOMES papillomavirus	- petites verrues appelées « crêtes de coq » parfois invisibles à l'œil nu		- récidives fréquentes chez l'homme et la femme - cancer du col de l'utérus

Maladie et micro-organisme responsables	Symptômes		Complications possibles
	Femme	**Homme**	
HÉPATITE B	- « jaunisse » (la peau, les yeux et les urines deviennent jaune foncé) grande fatigue, fièvre - souvent aucun symptôme		- à long terme, cirrhose (destruction des cellules du foie), cancer du foie
HERPÈS GÉNITAL	- petits boutons douloureux en forme de bulles sur les organes génitaux		- récidives
SIDA Syndrome d'immunodéficience humaine le virus d'immunodéficience	• **Le stade séropositif VIH** **La primo-infection** (entre 10 et 40 jours après la contamination) ; parfois des signes pseudo-grippaux : fièvre, courbatures, mal de gorge, gonflement des ganglions, éruptions cutanées… **L'infection chronique** (à partir de 30 jours après la contamination), silencieuse ou latente pendant plusieurs années • **Le stade SIDA :** apparition de maladies graves suite à la diminution des défenses immunitaires		- maladies « opportunistes » graves (pneumonies, tuberculose…) et des manifestations neurologiques - mort

2 Les modes de contaminations

Il existe trois voies de transmission de la syphilis et du SIDA :

- la voie sanguine ;
- la voie génitale ou sexuelle ;
- la voie fœto-maternelle.

3 La conduite à tenir face à un risque d'IST

- **En cas de prise de risque**, la conduite à tenir est de :
  - consulter un médecin au plus vite ;
  - suivre le traitement prescrit jusqu'au bout ;
  - prévenir son ou ses partenaire(s) ;
  - se protéger en cas de relation sexuelle.
- **En cas de risque d'infection au VIH**, il faut :
  - se rendre aux urgences moins de 48 heures après la prise de risque ;
  - faire un test de dépistage entre 10 et 15 jours après la prise de risque. Les résultats n'étant pas fiables à 100 %, en cas de résultats négatifs il faut faire un second test trois mois après la prise de risque.

4 Les mesures de prévention

- **Le préservatif** : il évite le contact direct de la personne infectée avec son ou sa partenaire.
- **La vaccination** : l'hépatite B et les condylomes.

Exercice 1 À vous de jouer !

A) Retrouvez les mots suivants.

BACTÉRIE	SANG	STÉRILITÉ	SEXE
BLENNORRAGIE	SERINGUE	SYPHILIS	TEST
LYMPHOCYTES	URGENCE	SPERME	VIRUS
PRÉSERVATIF	SIDA	HÉPATITE	IST

B) Avec les lettres restantes, reconstituez la phrase cachée.

En 2007, _ _ _   _ _ _ _ _ _ _ _ _ _   _ _ _ _ _ _   _ _ _ _ _ _ _   _ _ _
_ _ _   _ _ _ _ _ _ _ _   _ _   _ _ _ _.

T	S	I	S	Y	P	H	I	L	I	S
S	T	E	R	I	L	I	T	E	S	B
E	E	C	N	E	G	R	U	I	S	A
I	L	P	S	A	N	G	D	F	E	C
G	Y	E	M	T	L	A	S	I	R	T
A	M	R	E	O	E	H	E	T	I	E
R	P	S	U	U	S	E	C	A	N	R
R	H	O	R	T	D	P	O	V	G	I
O	O	N	T	E	I	A	N	R	U	E
N	C	N	D	S	X	T	D	E	E	S
N	Y	E	U	N	E	I	E	S	E	U
E	T	S	I	D	A	T	S	E	X	R
L	E	T	E	S	T	E	U	R	E	I
B	S	E	M	R	E	P	S	P	S	V

Exercice 2 QCM

Cochez la ou les bonnes réponses.

1) Quel est le micro-organisme responsable du SIDA ?
- ☐ Le gonocoque
- ☐ Le virus de l'immunodéficience humaine
- ☐ Le staphylocoque

2) Quels sont les signes caractéristiques d'une IST chez la femme ?
- ☐ Douleurs abdominales
- ☐ Boutons sur l'organe génital
- ☐ Écoulement purulent à l'extrémité de la verge

3) Quelle est la signification du sigle SIDA ?
- ☐ Syndrome immunitaire des adultes
- ☐ Syndrome de l'immunodéficience acquise
- ☐ Système immunitaire défaillant des adultes

4) Quels sont les points communs entre une personne séropositive au VIH et le malade du SIDA ?
- ☐ La personne est porteuse du VIH
- ☐ La personne présente des signes de la maladie
- ☐ La personne peut transmettre le virus

5) Quelles sont les pratiques qui risquent de transmettre le SIDA ?
- ☐ Nager dans une piscine
- ☐ Partager des seringues usagées
- ☐ Allaiter son bébé pour une mère séropositive

6) Quelles sont les cellules attaquées par le VIH ?
- ☐ Les lymphocytes T4
- ☐ Les lymphocytes B
- ☐ Les mastocytes

7) Que faire en cas de prise de risque au VIH ?
- ☐ Se rendre aux urgences moins de 48 heures après la prise de risque
- ☐ N'en parler à personne
- ☐ Attendre une prochaine consultation chez le médecin pour lui en parler

8) Quels sont les moyens de prévention communs à toutes les IST ?
- ☐ Les pilules contraceptives
- ☐ Les préservatifs féminins et masculins
- ☐ Les vaccins

Exercice 1 À vous de jouer !

A) Retrouvez les mots suivants.

BACTÉRIE	SANG	STÉRILITÉ	SEXE
BLENNORRAGIE	SERINGUE	SYPHILIS	TEST
LYMPHOCYTES	URGENCE	SPERME	VIRUS
PRÉSERVATIF	SIDA	HÉPATITE	IST

B) Avec les lettres restantes, reconstituer la phrase cachée.

En 2007, une personne meurt toutes les dix secondes du SIDA dans le monde.

T	S	I	S	Y	P	H	I	L	I	S
S	T	E	R	I	L	I	T	E	S	B
E	E	C	N	E	G	R	U	I	S	A
I	L	P	S	A	N	G	D	F	E	C
G	Y	E	M	T	L	A	S	I	R	T
A	M	R	E	O	E	H	E	T	I	E
R	P	S	U	U	S	E	C	A	N	R
R	H	O	R	T	D	P	O	V	G	I
O	O	N	T	E	I	A	N	R	U	E
N	C	N	D	S	X	T	D	E	E	S
N	Y	E	U	N	E	I	E	S	E	U
E	T	S	I	D	A	T	S	E	X	R
L	E	T	E	S	T	E	U	R	E	I
B	S	E	M	R	E	P	S	P	S	V

Exercice 2 QCM

1) Quel est le micro-organisme responsable du SIDA ?

☒ Le virus de l'immunodéficience humaine

2) Quels sont les signes caractéristiques d'une IST chez la femme ?

☒ Douleurs abdominales

3) Quelle est la signification du sigle SIDA ?

☒ Syndrome de l'immunodéficience acquise

4) Quels sont les points communs entre une personne séropositive au VIH et le malade du SIDA ?

☒ La personne est porteuse du VIH.

☒ La personne peut transmettre le virus.

5) Quelles sont les pratiques qui risquent de transmettre le SIDA ?

☒ Partager des seringues usagées.

☒ Allaiter son bébé pour une mère séropositive.

6) Quelles sont les cellules attaquées par le VIH ?

☒ Les lymphocytes T4.

7) Que faire en cas de prise de risque au VIH ?

☒ Se rendre aux urgences moins de 48 heures après la prise de risque.

8) Quels sont les moyens de prévention communs à toutes les IST ?

☒ Les préservatifs féminins et masculins.

6

La contraception

Il existe différentes méthodes contraceptives, celles-ci permettent d'avoir des relations sexuelles sans risque de grossesse.

1 Les méthodes contraceptives et leurs modes d'action

❶ Pilule **❷ Implant** **❸ Patch** **❹ Stérilet à la progestérone**	- Bloquer l'ovulation - Empêcher l'épaississement de la muqueuse de l'utérus (endomètre) - Rendre la glaire cervicale imperméable aux spermatozoïdes
❺ Préservatif	- Empêcher le sperme d'aller dans le vagin
❻ Stérilet au cuivre	- Empêcher l'œuf fécondé de s'implanter en provoquant une réaction inflammatoire de la paroi de l'utérus - Empêcher la migration des spermatozoïdes dans les trompes

Coupe vue de face des organes génitaux féminins

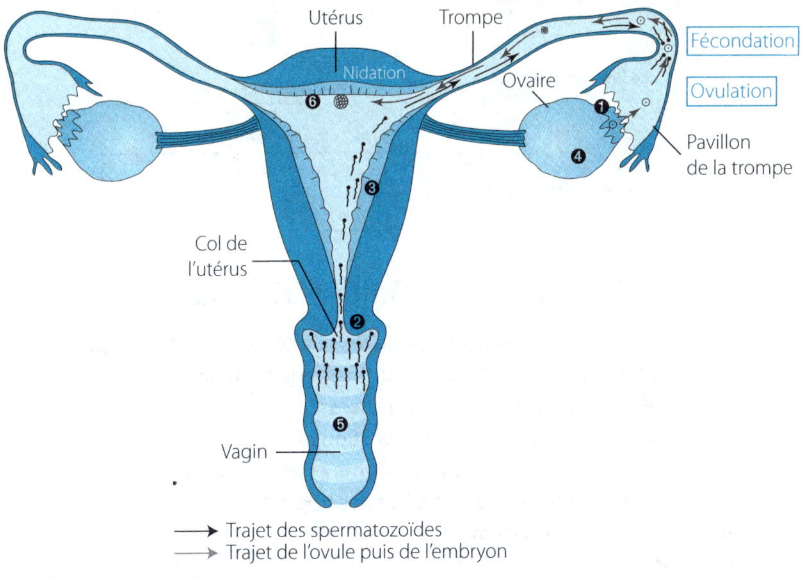

2 Les limites de fiabilité des moyens de contraception

Fiabilité de la méthode	Taux d'échec	Raisons de la limite de fiabilité	
Excellente			La fiabilité d'une méthode de contraception est évaluée en fonction du taux d'échec. Exemple : si 100 couples utilisent pendant un an des préservatifs comme méthode de contraception et qu'on observe pendant cette période la survenue de quatre grossesses, le préservatif aura un taux d'échec de 4. Ce chiffre englobe non seulement les échecs dus à une défaillance directe de la méthode, mais également ceux qui proviennent d'une utilisation inappropriée.
La pilule	0,1 à 3	Prise irrégulière ou oubli	
Le stérilet à la progestérone	0,2	Grossesse sur stérilet – expulsion du stérilet	
L'implant	0,3	Prise de certains traitements	
Le stérilet au cuivre	0,6	Prise d'anti-inflammatoire	
Le patch	0,9	Risque de décollement	
Le préservatif masculin	3 à 12	Déchirure	
Le préservatif féminin	5 à 21	Déchirure	
Faible			

3 Une contraception d'urgence : la pilule du lendemain

Rapport sexuel non protégé
(oubli de pilule, rupture du préservatif…)

Le recours pour éviter le risque de grossesse	Pilule du lendemain (contraception d'urgence)
La limite de fiabilité	Efficace dans les 72 heures maximum après la prise de risque
Les lieux d'obtention	– Infirmerie du lycée – Centre de planification – Pharmacie (gratuité pour les mineures)

4 Les structures d'accueil, d'aide et de soutien

Différentes structures existent pour renseigner sur la contraception, obtenir gratuitement un moyen de contraception pour les mineures et les non-assurées sociales et/ou réaliser des tests de grossesse :

- les centres de planification et d'éducation familiale (CPEF) ;
- les consultations de dépistage anonyme et gratuit (CDAG) ;
- les centres de planification familiale des hôpitaux ;
- l'infirmière de l'établissement scolaire ;
- le pharmacien.

Exercice 1 À vous de jouer !

Complétez les mots croisés à l'aide des définitions suivantes.

Verticalement

1. Contraceptif qui doit être absorbé par la bouche très régulièrement

2. Ensemble des moyens qui permettent d'éviter une grossesse lors d'une relation sexuelle

3. Contraceptif qui est inséré, sous anesthésie locale, dans la face interne du bras

4. Moyen de contraception qui protège aussi des infections sexuellement transmissibles

5. Objet de petite taille en matière plastique et cuivre qui est posé dans l'utérus

Horizontalement

A. Endroit où l'on peut parler avec des personnes compétentes autour des questions liées à la sexualité et à la contraception

B. Peut se coller sur tout le corps excepté sur les seins

C. Son rôle est de faciliter aux spermatozoïdes le passage du col de l'utérus

D. Nombre d'heures maximum à ne pas dépasser après une relation sexuelle avec risque de grossesse pour prendre la contraception d'urgence

E. Indispensable pour obtenir un stérilet, une boîte de pilules en pharmacie

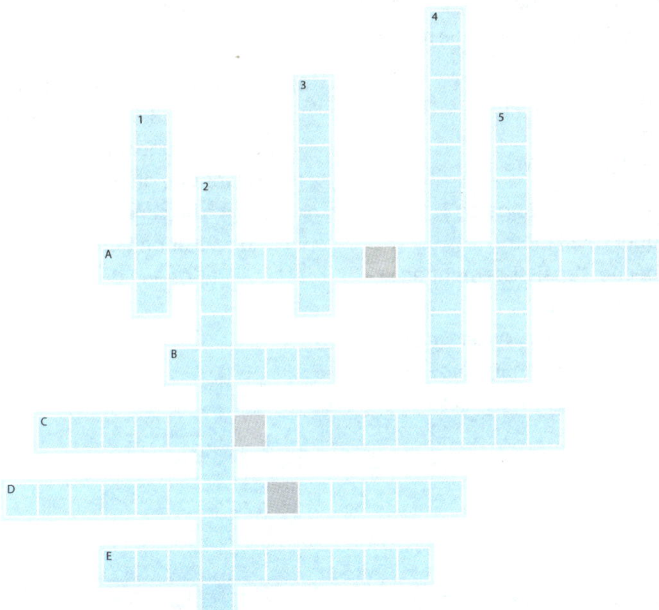

Exercice 2 QCM

Cochez la ou les bonnes réponses.

1) Qu'est ce que la contraception ?
- ☐ Des moyens employés pour provoquer une infécondité temporaire chez la femme
- ☐ Des moyens pour protéger contre les IST
- ☐ Des moyens pour protéger contre le SIDA

2) Quelle méthode contraceptive a une action mécanique ?
- ☐ La pilule
- ☐ Le préservatif
- ☐ Le stérilet à la progestérone

3) Quel moyen de contraception empêche l'œuf fécondé de s'implanter sur la paroi de l'utérus en provoquant une réaction inflammatoire locale ?
- ☐ L'implant
- ☐ Le patch
- ☐ Le stérilet au cuivre

4) Quelle est l'action du patch ?
- ☐ Bloquer l'ovulation
- ☐ Empêcher l'épaississement de la paroi de l'utérus
- ☐ Rendre la glaire cervicale imperméable aux spermatozoïdes

5) Quelle est la limite de fiabilité du patch ?
- ☐ La pratique d'un sport
- ☐ Le risque de décollement
- ☐ La prise de médicaments anti-inflammatoires

6) Quelle est la limite de fiabilité de la pilule contraceptive ?
- ☐ La prise de médicaments anti-inflammatoires
- ☐ La consommation de tabac
- ☐ L'oubli

7) Quel est le délai maximum pour prendre la pilule du lendemain ?
- ☐ 24 heures
- ☐ 48 heures
- ☐ 72 heures

8) Où est-il possible de se procurer « la pilule du lendemain » gratuitement pour une mineure ?
- ☐ Dans une pharmacie
- ☐ Dans un centre de planification et d'éducation familiale
- ☐ À l'infirmerie du lycée

Exercice 1 À vous de jouer !

Complétez les mots croisés à l'aide des définitions suivantes.

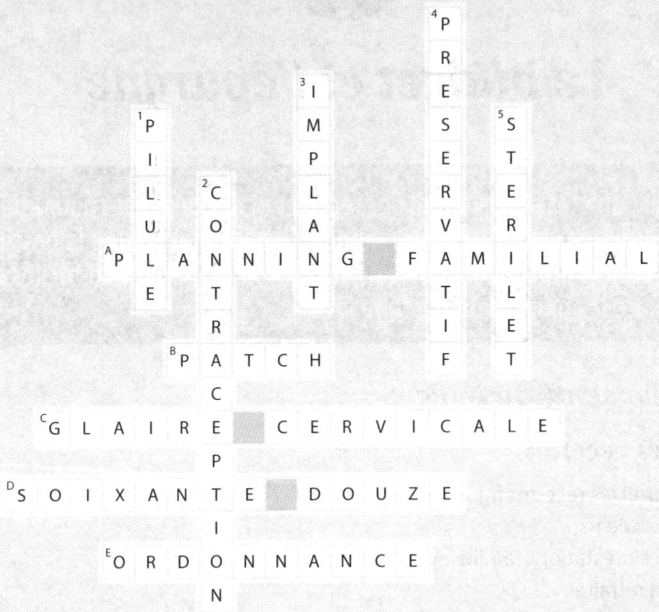

Exercice 2 QCM

1) Qu'est ce que la contraception ?

☒ Des moyens employés pour provoquer une infécondité temporaire chez la femme

2) Quelle méthode contraceptive a une action mécanique ?

☒ Le préservatif

3) Quel est le moyen de contraception qui empêche l'œuf fécondé de s'implanter sur la paroi de l'utérus en provoquant une réaction inflammatoire locale ?

☒ Le stérilet au cuivre

4) Quelle est l'action du patch ?

☒ Bloquer l'ovulation

☒ Empêcher l'épaississement de la paroi de l'utérus

☒ Rendre la glaire cervicale imperméable aux spermatozoïdes

5) Quelle est la limite de fiabilité du patch ?

☒ Le risque de décollement

6) Quelle est la limite de fiabilité de la pilule contraceptive ?

☒ L'oubli

7) Quel est le délai maximum pour prendre la pilule du lendemain ?

☒ 48 heures

8) Où est-il possible de se procurer « la pilule du lendemain » gratuitement pour une mineure ?

☒ Dans une pharmacie

☒ Dans un centre de planification et d'éducation familiale

☒ À l'infirmerie du lycée

7

Le budget et l'épargne

Un budget est un état prévisionnel des recettes et des dépenses pour une période déterminée (mois, trimestre, année). Il permet d'évaluer la possibilité de réaliser des projets proches ou lointains, de prévoir les périodes difficiles et de mettre en place les moyens pour y faire face.

1 Les éléments du budget

A Les recettes

Parmi les recettes figurent :
- le salaire ;
- les prestations familiales ou sociales ;
- la retraite ;
- la pension ;
- les revenus mobiliers ou immobiliers…

B Les dépenses

Elles sont regroupées par poste.

Les charges fixes (obligatoires et incompressibles)	Les dépenses courantes (obligatoires mais partiellement compressibles)	Les dépenses d'équipement et de renouvellement (suppression momentanée)
Impôts - Sur le revenu - Locaux - Redevance audiovisuelle **Assurance** - Responsabilité civile - Multirisques habitation - Mutuelle **Logement** Loyer ou remboursement d'emprunts - Charges (eau, gaz, électricité) - Chauffage - Téléphone **Frais de garde et d'éducation** **Crédit à la consommation** **Véhicule** - Assurance	**Alimentation. Boisson** **Entretien** - Maison - Vêtements, chaussures **Hygiène** **Santé** **Transports en commun** **Argent de poche. Loisirs** - Presse, son, vidéo - Tabac, cigarettes - Restaurant, spectacles **Véhicule** - Carburant - Entretien	**Équipement vestimentaire** - Vêtements - Chaussures **Équipement de la maison** - Mobilier - Linge de maison - Électroménager - Bricolage, jardinage **Sport-Culture** **Cadeaux** **Étrennes** **Vacances** **Véhicule** - Réparations - Amortissement

2 La gestion du budget

- **Évaluer les recettes :** additionner l'ensemble des recettes perçues régulièrement sur l'année et diviser cette somme par les douze mois pour obtenir une moyenne mensuelle.
- **Évaluer les charges fixes :** additionner l'ensemble des charges fixes annuelles et diviser cette somme par les douze mois pour obtenir la moyenne mensuelle et ainsi mettre l'équivalent de cette somme de côté chaque mois.
- **Évaluer les dépenses courantes :** inscrire toutes les dépenses courantes pendant au moins trois mois puis diviser cette somme par trois pour avoir une estimation des dépenses courantes mensuelles.
- **Évaluer les dépenses d'équipement et de renouvellement :** estimer mensuellement leur montant en fonction des besoins.
- **Évaluer l'état du budget :** soustraire le montant total des recettes à celui des dépenses. Le budget peut être :

Budget équilibré

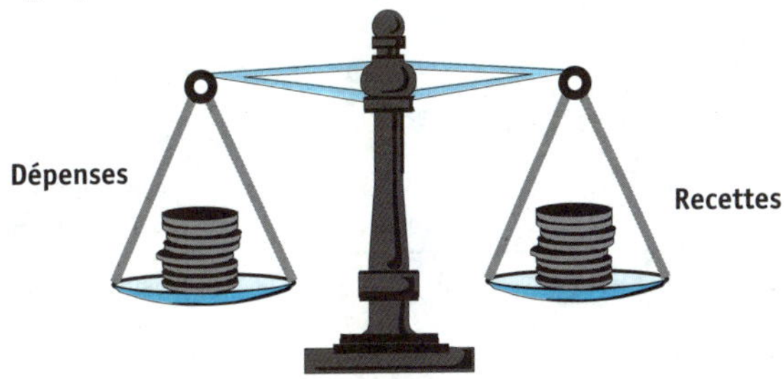

Budget déficitaire

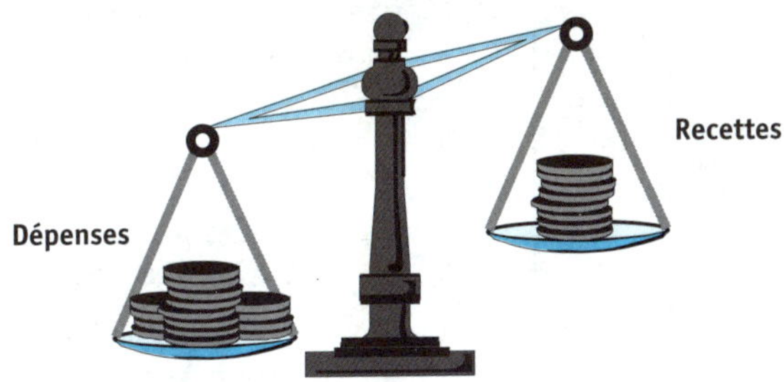

Budget excédentaire

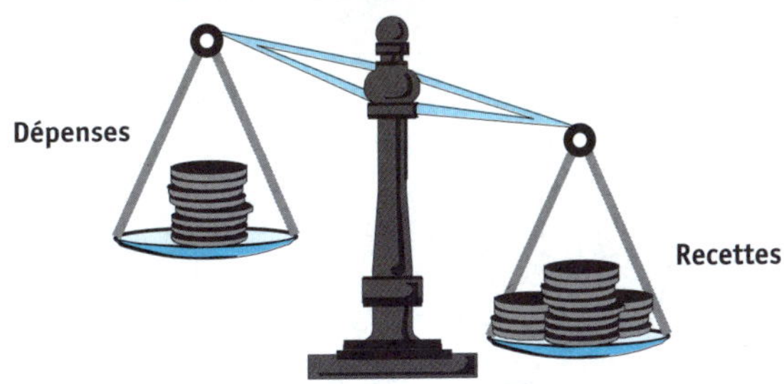

3 L'épargne

A La définition

L'épargne est la part du revenu restant disponible après déduction faite des dépenses.

- Les formules de placement sont très variées ; elles dépendent des objectifs que s'est fixés le consommateur :
  - disponibilité des sommes placées ;
  - rentabilité ;
  - sécurité du placement.
- Les intérêts produits par l'argent placé correspondent à un pourcentage de cette somme et viennent l'augmenter.

B Des produits d'épargne

Nom de l'épargne	Montant des dépôts		Taux d'intérêt*	Conditions d'ouverture	Disponibilité de l'épargne
	Minimum en euros	Maximum en euros			
Livret A	1,5	15 300	2,25 %	Toute personne peut en ouvrir un (mineur et majeur)	Argent disponible à tout moment
Livret jeune	15,24	1 600	Variable (2,25 % à 2,75 %)	Toute personne de 12 à 25 ans	Argent disponible à tout moment
Plan épargne logement (PEL)	225 puis 45/mois	61 200	2,5 % hors prime d'État	Toute personne peut en ouvrir un (mineur et majeur)	Placer pour 4 ans une somme initiale minimale de 225 euros
Livret de développement durable (LDD)	15,24	6 000	2,25 %	Toute personne majeure	Argent disponible à tout moment
Livret épargne populaire (LEP)	30	7 700	2,75 %	Toute personne majeure qui ne paie pas plus de 769 euros d'impôt par an.	Argent disponible à tout moment

* Taux au 1er août 2011.

Exercice 1 À vous de jouer !

Complétez les mots croisés à l'aide des définitions suivantes.

Verticalement

1. Recette principale
2. Partie des revenus qui n'est pas dépensée
3. État du budget lorsque les recettes sont supérieures aux dépenses
4. Dépense courante
5. État du budget lorsque les recettes sont égales aux dépenses

Horizontalement

A. Charge fixe

B. Pourcentage qui permet d'augmenter son capital

C. Prévision des recettes et des dépenses pour une période donnée

D. Objectif fixé par le consommateur dans le choix de son épargne

E. Dépense qui ne peut pas être réduite

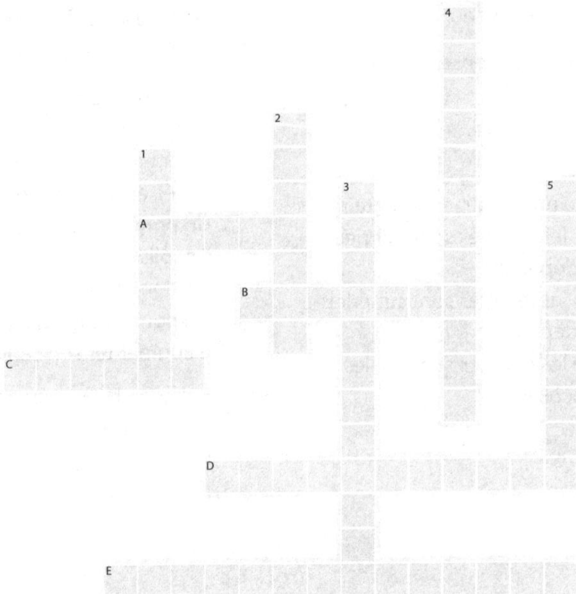

Exercice 2 QCM

Cochez la ou les bonnes réponses.

1) Qu'est-ce qu'un budget ?
- ☐ La rémunération versée au salarié en contrepartie de son travail
- ☐ Les différents placements d'argent
- ☐ La prévision des recettes et des dépenses pour une période donnée

2) Quelles sont les charges fixes ?
- ☐ Le loyer
- ☐ L'équipement ménager
- ☐ L'impôt sur le revenu

3) Quelles sont les dépenses courantes ?
- ☐ Le téléphone
- ☐ L'alimentation
- ☐ Les loisirs

4) Qu'est-ce qu'un budget excédentaire ?
- ☐ Lorsque les recettes sont inférieures aux dépenses
- ☐ Lorsque les recettes sont supérieures aux dépenses
- ☐ Lorsque les recettes sont égales aux dépenses

5) Qu'est-ce que l'épargne ?
- ☐ Le montant des revenus mensuels
- ☐ La partie des revenus qui n'est pas dépensée
- ☐ Le montant prélevé par la banque pour la gestion du compte

6) Quels sont les critères de choix d'une épargne ?
- ☐ La disponibilité des sommes placées
- ☐ La rentabilité du placement
- ☐ La sécurité de placement

7) À quoi correspondent les intérêts du livret jeune ?
- ☐ Un pourcentage de la somme placée retirée en fin d'année par l'État
- ☐ Un pourcentage prélevé par l'établissement bancaire pour la gestion du compte
- ☐ Un pourcentage qui permet d'augmenter son capital

8) Que signifie le sigle LDD ?
- ☐ Livret à durée déterminée
- ☐ Livret de développement durable
- ☐ Livre des dépenses

Exercice 1 À vous de jouer !
Complétez les mots croisés à l'aide des définitions suivantes.

													4 A			
													L			
													I			
								2 E					M			
				1 S				P					E			
				A				A		3 E			N			5 E
				A L	O	Y	E	R		X			T			Q
				A				G		C			A			U
				I			B I	N	T	E	R	E	T			I
				R				E		D			I			L
C B	U	D	G	E	T					E			O			I
										N			N			B
										T						R
						D R	E	N	T	A	B	I	L	I	T	E
										I						
										R						
			E I	N	C	O	M	P	R	E	S	S	I	B	L	E

Exercice 2 QCM

1) Qu'est-ce qu'un budget ?
☒ La prévision des recettes et des dépenses pour une période donnée

2) Quelles sont les charges fixes ?
☒ Le loyer
☒ L'impôt sur le revenu

3) Quelles sont les dépenses courantes ?
☒ L'alimentation
☒ Les loisirs

4) Qu'est-ce qu'un budget excédentaire ?
☒ Lorsque les recettes sont supérieures aux dépenses

5) Qu'est-ce que l'épargne ?
☒ La partie des revenus qui n'est pas dépensée

6) Quels sont les critères de choix d'une épargne ?
☒ La disponibilité des sommes placées
☒ La rentabilité du placement
☒ La sécurité de placement

7) À quoi correspondent les intérêts du livret jeune ?
☒ Un pourcentage qui permet d'augmenter son capital

8) Que signifie le sigle LDD ?
☒ Livret de développement durable

8

Le crédit, l'endettement et le surendettement

En 2010, 49,5 % des ménages ont eu recours au crédit pour le financement d'une maison, d'un véhicule, mais aussi pour faire face à des dépenses de consommation courante.

1 La définition du crédit

Le crédit est l'opération permettant à un consommateur d'obtenir d'un établissement de crédit (banque ou organisme financier) le versement de sommes d'argent en vue de financer l'acquisition d'un bien ou d'un service. Le consommateur doit rembourser le prêteur, de manière échelonnée dans le temps, des sommes empruntées auxquelles s'ajoutent des intérêts, les frais de dossier et les frais d'assurances.

2 Les différents types de crédit

Le prêt personnel	Il est accordé pour des besoins personnels.
Le crédit affecté	Il est lié à l'achat d'un bien déterminé.
Le crédit gratuit	C'est un crédit remboursable sans intérêt, limité à certains produits et ne dépassant pas une durée de 3 à 9 mois.
Le crédit renouvelable	C'est un crédit personnel permanent. L'organisme de crédit met à la disposition du consommateur une somme qu'il peut utiliser en totalité ou partiellement quand il le souhaite. Elle se renouvelle au fur et à mesure des remboursements ce qui est une incitation permanente à reprendre un nouveau crédit. Les taux d'intérêts sont élevés.
Le crédit-bail ou leasing, ou la location avec option d'achat (LOA)	Un établissement de crédit achète pour son compte un bien qu'il met à disposition de l'acquéreur moyennant un loyer. L'emprunteur devient propriétaire dès qu'il a remboursé le crédit et payé la valeur résiduelle d'achat.

3 La réglementation du crédit à la consommation

La loi Lagarde fixe les règles du crédit à la consommation. Des délais légaux obligent le consommateur à réfléchir sur l'engagement qu'il prend et prévoient des mesures d'annulation.

(A) *Les règles du crédit à la consommation*

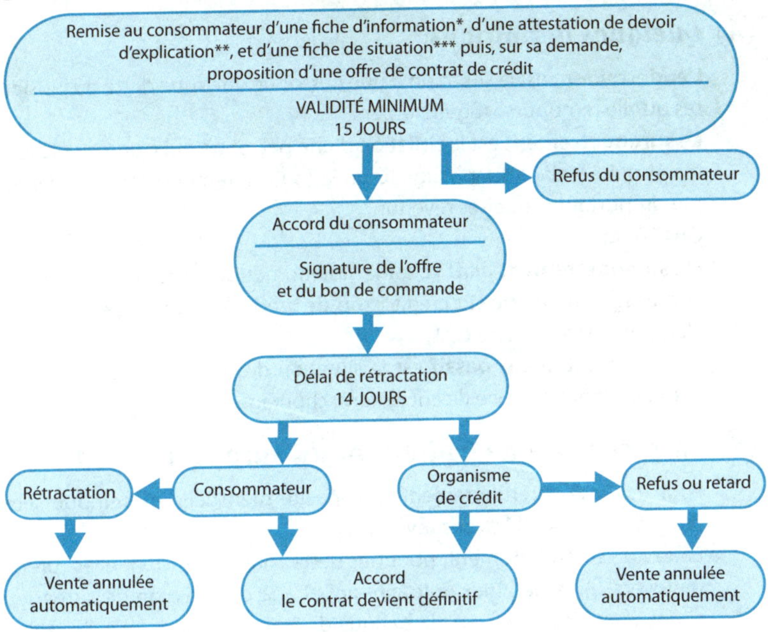

* préciser toutes les informations utiles permettant à l'emprunteur de comparer différentes offres de crédit.
** justifier de l'adéquation entre les besoins de l'emprunteur, sa situation financière et le crédit qu'on lui propose.
*** reprendre l'ensemble des données relatives aux ressources et charges de l'emprunteur qui devront être en adéquation avec les documents justificatifs au minimum identité, domicile et revenus.

(B) *Le bordereau de rétractation*

C'est un document à remplir et à renvoyer à l'organisme de crédit en cas d'annulation du contrat de crédit.

BORDEREAU DE RÉTRACTATION

CONDITIONS :
- compléter et signer ce formulaire ;
- l'envoyer par lettre recommandée avec accusé de réception ;
- l'expédier au plus tard le quatorzième jour à partir du jour de la commande ou, si ce délai expire normalement un samedi, un dimanche ou un jour férié ou chômé, le premier jour ouvrable suivant.

Je soussigné, déclare annuler la commande ci-après :
- nature de la marchandise ou du service commandé : . . . .
- date de la commande : . . . .
- nom du client : . . . .
- adresse du client : . . . .

SIGNATURE DU CLIENT :

4 *L'endettement et le surendettement*

Ⓐ *Quelques définitions*

L'endettement est la situation d'une personne qui a une dette ou plusieurs dettes qu'elle rembourse régulièrement.

Le surendettement est la situation d'une personne qui a une ou plusieurs dettes et qui est dans l'impossibilité de la (ou les) rembourser, ses charges étant plus importantes que ses revenus.

On distingue :

- le **surendettement actif :** c'est la situation de surendettement consécutive à un usage immodéré du crédit (trop de crédit, mauvaise gestion du budget, logement trop onéreux…) ;
- le **surendettement passif** est la situation de surendettement consécutive à des accidents de la vie (licenciement, chômage, décès…).

Ⓑ *La procédure de traitement du surendettement*

Pour éviter le surendettement, la capacité mensuelle de remboursement ne doit pas dépasser 33 % des revenus.

En cas de surendettement, pour des dettes non professionnelles (prêt, arriérés de loyers…), le débiteur doit faire appel à la commission de surendettement située dans une agence de la banque de France, pour trouver des solutions au règlement des créances.

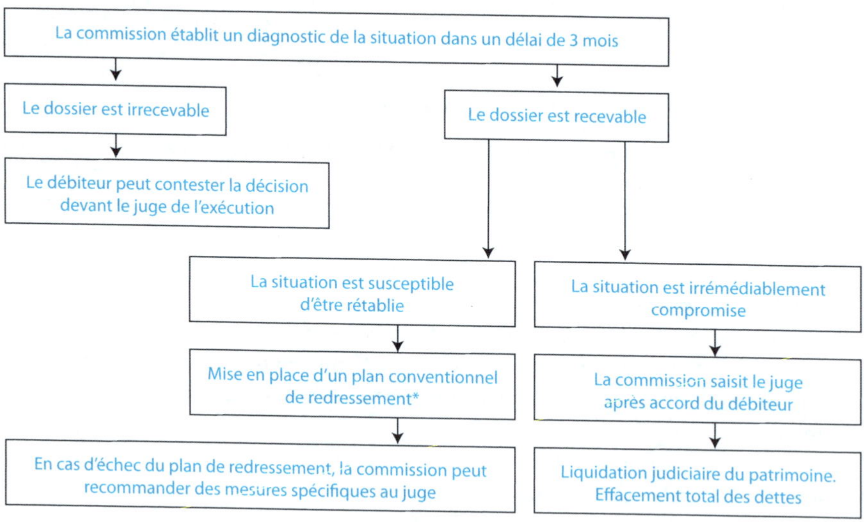

*En accord avec les créanciers et le débiteur, proposition de report ou d'échelonnement de la dette, réduction des taux d'intérêts, regroupement des crédits, revente de certains biens.
Le débiteur conserve une part de ses revenus, le "reste à vivre" : RMI + 50 % pour un couple.
Dans les cas extrêmes (revenus très faibles), la dette peut être suspendue pendant 3 ans.

Exercice 1 À vous de jouer !

A) Cochez le type crédit correspondant à chaque situation.

Situations	Type de crédit			
	renouvelable	gratuit	affecté	personnel
Jules a besoin de 2 600 euros pour financer l'achat de sa voiture.				
Julie achète un lave-linge. Elle le paye en trois fois sans frais.				
Marie effectue de nombreux achats. Elle les règle avec sa carte de crédit.				

B) Retrouvez, à partir des définitions et des initiales données, les mots liés au chapitre.

1) Personne qui achète un bien ou un service
2) Son délai est de quatorze jours
3) Situation d'une personne qui a une dette qu'elle rembourse régulièrement
4) Personne qui peut avoir recours à la commission de surendettement
5) Montant dû sur une somme empruntée
6) Peut être interpellé lors d'un contentieux sur un crédit
7) Ne pas dépasser 33 % de ses revenus permet de l'éviter

1	C											
2	R											
3	E											
4	D											
5	I											
6	T											
7	S											

Exercice 2 QCM

Cochez la ou les bonnes réponses.

1) Qu'est-ce que le crédit ?
- ☐ L'opération qui permet de prélever de l'argent sur son compte
- ☐ L'opération qui permet au consommateur d'obtenir des sommes d'argent pour financer un bien
- ☐ L'opération qui permet de se constituer une épargne

2) Qu'est-ce que le crédit renouvelable ?
- ☐ Mettre à disposition du client une réserve d'argent, qui se reconstitue au fur et à mesure des remboursements
- ☐ Proposer au client une réserve d'argent de 1 200 euros minimum
- ☐ Proposer au client une réserve d'argent sans intérêt à payer

3) Quelles sont les particularités de l'offre de contrat de crédit remise au consommateur ?
- ☐ Un engagement ferme et définitif
- ☐ Une proposition qui précise les conditions du crédit
- ☐ Une proposition toujours acceptée par l'organisme de crédit

4) Quel est le temps dont dispose le consommateur pour étudier l'offre de contrat de crédit ?
- ☐ minimum 8 jours
- ☐ minimum 12 jours
- ☐ minimum 15 jours

5) Quel est le temps dont dispose le consommateur pour se rétracter après la signature de l'offre de contrat de crédit et du bon de commande ?
- ☐ 14 jours
- ☐ 15 jours
- ☐ 16 jours

6) Quelle est la définition du surendettement ?
- ☐ La situation d'une personne qui ne peut plus rembourser ses dettes non professionnelles
- ☐ La situation d'une personne qui a fini de rembourser ses dettes
- ☐ La situation d'une personne qui rembourse régulièrement ses dettes

7) Quels sont les exemples responsables du surendettement actif ?
- ☐ Trop de crédit
- ☐ Divorce
- ☐ Mauvaise gestion du budget

8) Comment éviter le surendettement ?
- ☐ Ne pas cumuler les crédits
- ☐ Ne pas faire ses comptes
- ☐ Choisir le crédit renouvelable

Exercice 1 À vous de jouer !

A) Cochez le type crédit correspondant à chaque situation.

Situations	Type de crédit			
	renouvelable	gratuit	affecté	personnel
Jules a besoin de 2 600 euros pour financer l'achat de sa voiture.			X	
Julie achète un lave-linge. Elle le paye en trois fois sans frais.		X		
Marie effectue de nombreux achats. Elle les règle avec sa carte de crédit.	X			

B) Retrouvez, à partir des définitions et des initiales données, les mots liés au chapitre.

1	C O N S O M M A T E U R
2	R E T R A C T A T I O N
3	E N D E T T E E
4	D E B I T E U R
5	I N T E R E T S
6	T R I B U N A L
7	S U R E N D E T T E M E N T

Exercice 2 QCM

1) Qu'est-ce que le crédit ?

☒ L'opération qui permet au consommateur d'obtenir des sommes d'argent pour financer un bien.

2) Qu'est-ce que le crédit renouvelable ?

☒ Mettre à disposition du client une réserve d'argent, qui se reconstitue au fur et à mesure des remboursements

3) Quelles sont les particularités de l'offre de contrat de crédit remise au consommateur ?

☒ Une proposition qui précise les conditions du crédit

4) Quel est le temps dont dispose le consommateur pour étudier l'offre de contrat de crédit ?

☒ minimum 15 jours

5) Quel est le temps dont dispose le consommateur pour se rétracter après la signature de l'offre de contrat de crédit et du bon de commande ?

☒ 14 jours

6) Quelle est la définition du surendettement ?

☒ La situation d'une personne qui ne peut plus rembourser ses dettes non professionnelles

7) Quels sont les exemples responsables du surendettement actif ?

☒ Trop de crédit

☒ Mauvaise gestion du budget

8) Comment éviter le surendettement ?

☒ Ne pas cumuler les crédits

9

Les circuits de distribution

La distribution permet de mettre à la disposition des consommateurs des biens et des services dans différents lieux de vente selon des circuits d'acheminement plus ou moins longs.

1 Définition

Le circuit de distribution est l'ensemble des intervenants prenant en charge les activités de distribution, de la production à la consommation. Il est caractérisé par sa longueur c'est-à-dire, le nombre d'intermédiaires qui interviennent. Le canal est une catégorie d'intermédiaires au sein du circuit.

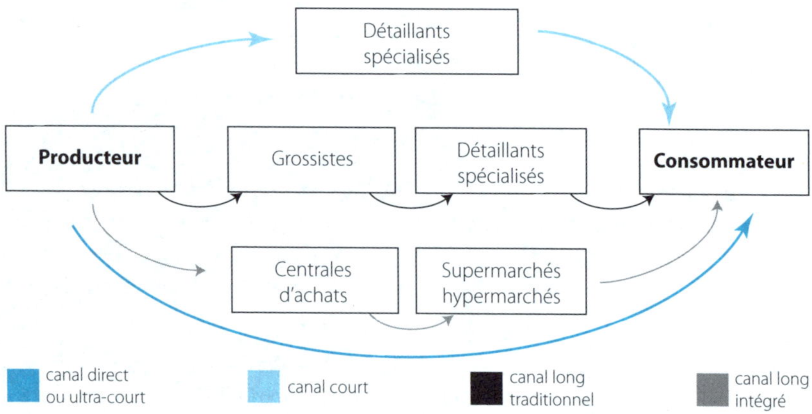

La présence d'intermédiaires est souvent nécessaire mais plus ils sont nombreux, plus le prix payé par le consommateur est élevé (frais de stockage, transport, livraison, marge bénéficiaire).

2 Des lieux d'achats

Les lieux d'achats sont nombreux et en concurrence (prix, diversité des produits, service après-vente...).

	Les magasins libre-service			Les commerces de proximité
	Grandes surfaces : hypermarché, supermarché (Carrefour…)	« Hard discount » (Netto…)	Magasins spécialisés (Castorama…)	Boulangerie, boucherie…
Avantages	Choix important de produits	Prix attractifs	Choix important de produits	Proximité
Inconvénients	Situées à la périphérie des villes	Assortiment limité aux produits de base	Produits de qualité pour la plupart	Coût des produits plus élevé

3 *Des systèmes d'achat*

Ⓐ *Les associations pour le maintien de l'agriculture paysanne (AMAP)*

Une AMAP est constituée par un ou plusieurs producteurs qui vendent directement au consommateur final. Le client verse à l'avance une somme, pour une saison de production, qui lui donne droit chaque semaine à un panier de fruits et/ou de légumes de saison ou autres produits. Ainsi, le producteur bénéficie du maintien de l'activité agricole par la garantie de revenu et le client peut consommer des produits frais, de saison, le plus souvent issus de l'agriculture biologique.

Ⓑ *Le commerce électronique*

Déroulement d'un achat

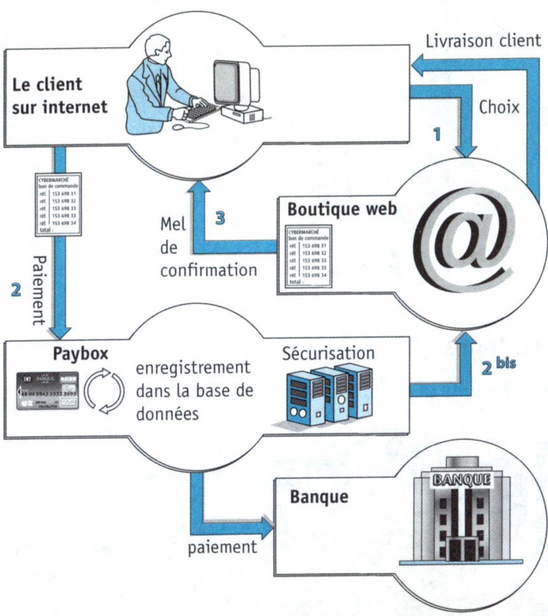

C'est une transaction commerciale effectuée par l'intermédiaire d'internet, en passant par des sites spécialisés. Son développement important ses dernières années est lié à la possibilité de commander chez soi, 24 heures sur 24, partout dans le monde et à la diversité des produits proposés, aux prix compétitifs, au gain de temps…

4 Le commerce équitable

A Le principe

L'acheteur		Le producteur
- garantit un prix minimal au producteur - aide à financer ses projets de développement - paie à la commande - s'engage à entretenir des relations commerciales sur du long terme	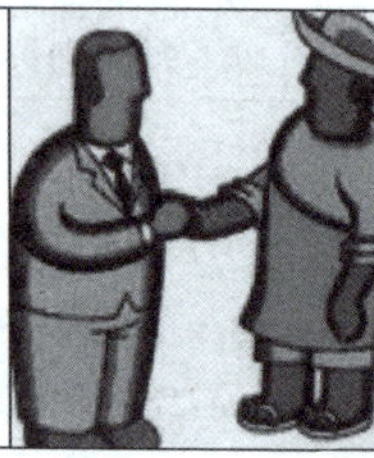	- verse à ses ouvriers un salaire décent - respecte les normes d'hygiène et de sécurité - ne recourt pas au travail forcé ni au travail des enfants - respecte dans la mesure du possible l'environnement

B Comparaison de la répartition des coûts entre deux produits

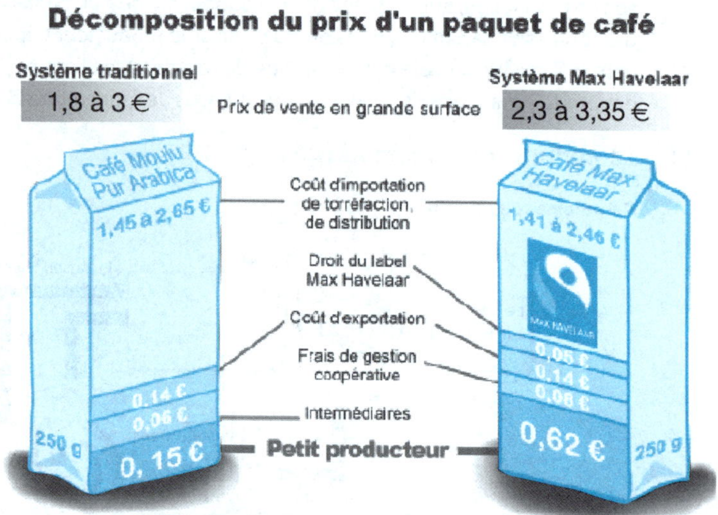

Source : Max Havelaar France, février 2003 (prix calculé sur une moyenne, pour un arabica lavé d'Amérique Latine)

C Des logos

Les produits du commerce équitable peuvent être identifiés par des logos.

MAX HAVELAAR

ALTER ECO COMMERCE ÉQUITABLE

Solidar MONDE Pour Un Commerce Plus Équitable

SAVEURS EQUITABLES ARTISANAT SEL

Exercice 1 À vous de jouer !

A) Entourez sur l'emballage, les éléments qui permettent de reconnaître un produit du commerce équitable.

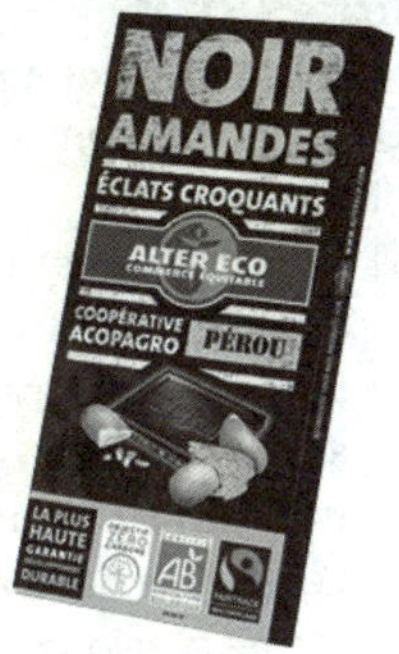

B) Complétez les mots croisés à l'aide des définitions suivantes.

Verticalement

1. Ensemble des canaux par lequel un même bien est acheminé

2. Chemin commercial parcouru par un produit

3. Cession d'un bien en échange d'une somme d'argent

4. Un maraîcher en est un

Horizontalement

A. Elle met à la disposition des consommateurs des biens et des services

B. Personne qui achète ou consomme des biens

C. Max Havelaar en est un

D. Forme de commerce qui contribue au développement durable

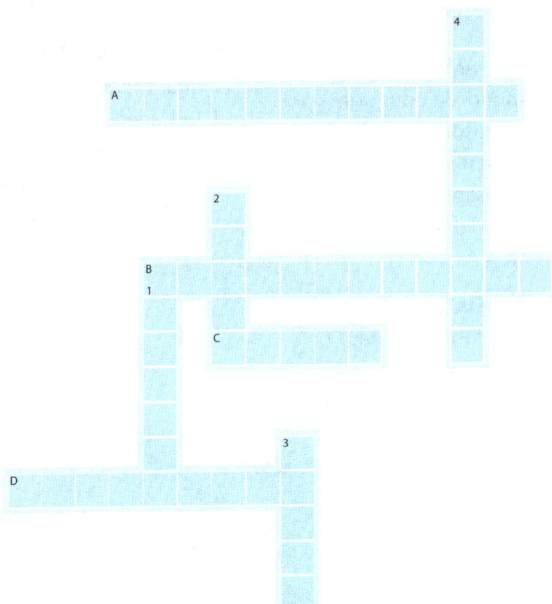

Exercice 2 QCM

Cochez la ou les bonnes réponses.

1) Quelle est la définition d'un circuit de distribution ?
- ☐ L'ensemble des magasins qui achemine un produit alimentaire
- ☐ L'ensemble des canaux qui permet aux fabricants et aux producteurs d'écouler leur production
- ☐ L'ensemble des hypermarchés de la même enseigne

2) Quel est le nom d'un canal qui a de nombreux intermédiaires ?
- ☐ Direct
- ☐ Court
- ☐ Long

3) Quels sont les différents lieux d'achats ?
- ☐ Les grandes surfaces
- ☐ Les commerces de proximité
- ☐ Le marché

4) Que signifie le sigle AMAP ?
- ☐ Association mondiale pour une agriculture pacifique
- ☐ Association pour le maintien de l'agriculture paysanne
- ☐ Association méridionale alimentaire privée

5) Quels sont les intérêts de l'AMAP pour le producteur et le consommateur ?
- ☐ Bénéficier de produits frais
- ☐ Bénéficier du maintien de l'activité agricole par la garantie de revenu
- ☐ Payer les produits moins chers

6) Qu'est-ce que le commerce équitable ?
- ☐ Un système permettant de suivre la traçabilité d'un produit
- ☐ Un commerce assurant un revenu correct à des producteurs des pays du Sud afin qu'ils développent leur activité à long terme
- ☐ Un commerce assurant uniquement la distribution de produits alimentaires

7) Quels sont les objectifs du commerce équitable ?
- ☐ Payer un prix décent aux producteurs du sud
- ☐ Respecter l'environnement
- ☐ Enrichir les pays industrialisés

8) Quelle est la définition du commerce électronique ?
- ☐ La commande d'un produit en quantité très importante
- ☐ Le bénéfice de réductions dans une grande surface
- ☐ La transaction commerciale effectuée par l'intermédiaire d'internet

Exercice 1 À vous de jouer !

A) Entourez sur l'emballage, les éléments qui permettent de reconnaître un produit du commerce équitable.

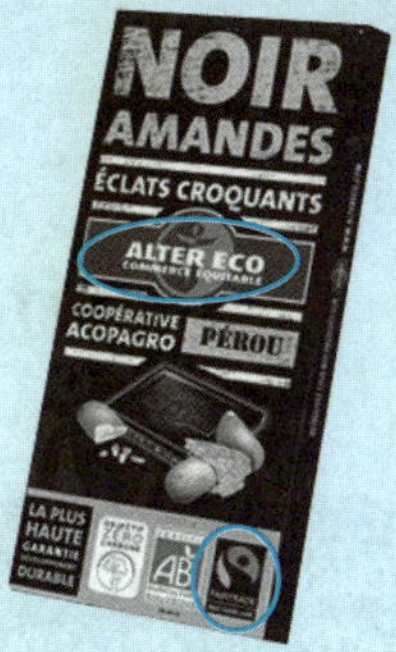

B) Complétez les mots croisés à l'aide des définitions suivantes.

													4 P		
													R		
			A D	I	S	T	R	I	B	U	T	I	O	N	
													D		
													U		
						2 C							C		
						A							T		
				B 1 C	O	N	S	O	M	M	A	T	E	U	R
				I		A							U		
				R		C L	A	B	E	L			R		
				C											
				U											
				I				3 V							
D E	Q	U	I	T	A	B	L	E							
								N							
								T							
								E							

Exercice 2 QCM

1) Quelle est la définition d'un circuit de distribution ?

☒ L'ensemble des canaux qui permet aux fabricants et aux producteurs d'écouler leur production

2) Quel est le nom d'un canal qui a de nombreux intermédiaires ?

☒ Long

3) Quels sont les différents lieux d'achats ?

☒ Les grandes surfaces

☒ Les commerces de proximité

☒ Le marché

4) Que signifie le sigle AMAP ?

☒ Association pour le maintien de l'agriculture paysanne

5) Quels sont les intérêts de l'AMAP pour le producteur et le consommateur ?

☒ Bénéficier de produits frais

☒ Bénéficier du maintien de l'activité agricole par la garantie de revenu

6) Qu'est-ce que le commerce équitable ?

☒ Un commerce assurant un revenu correct à des producteurs des pays du Sud afin qu'ils développent leur activité à long terme

7) Quels sont les objectifs du commerce équitable ?

☒ Payer un prix décent aux producteurs du sud

☒ Respecter l'environnement

8) Quelle est la définition du commerce électronique ?

☒ La transaction commerciale effectuée par l'intermédiaire d'internet

10

Les critères de choix d'un produit

L'étiquette est la première source d'information du consommateur. Elle permet d'effectuer des choix, face à la diversité des produits.

1 Les critères de choix

Critères relatifs à la qualité du produit	Critères relatifs aux conditions de vente	Critères personnels
- caractéristiques techniques (ex. : consommation électrique, puissance) - présence ou non d'une estampille	- prix - conditions de paiement - service après-vente - garanties (commerciales…) - …	- couleur - forme - dimensions - marque

2 L'étiquetage d'un produit alimentaire

Une étiquette de produit alimentaire doit apporter un certain nombre d'informations dont certaines sont obligatoires.

- La dénomination de vente : c'est le nom du produit.
- La composition du produit : c'est l'énumération de la liste des ingrédients.
- Le nom ou la raison sociale du fabricant.
- La quantité nette de produit.
- L'estampille sanitaire uniquement sur les produits alimentaires d'origine animale.
- La date de fabrication.
- La date limite de consommation (DLC), uniquement pour les denrées périssables au bout de 6 semaines. Elle est signalée par la mention « à consommer avant le… »

La date limite d'utilisation optimale (DLUO), uniquement sur les produits non périssables. Elle est signalée par la mention « à consommer de préférence avant le… »

- Le numéro de lot de fabrication (traçabilité).
- Les conditions particulières de stockage.

Les autres mentions ne sont pas obligatoires (marque, valeur nutritionnelle, logo éco-emballage, le code barre…).

Exemple d'étiquetage d'un produit alimentaire

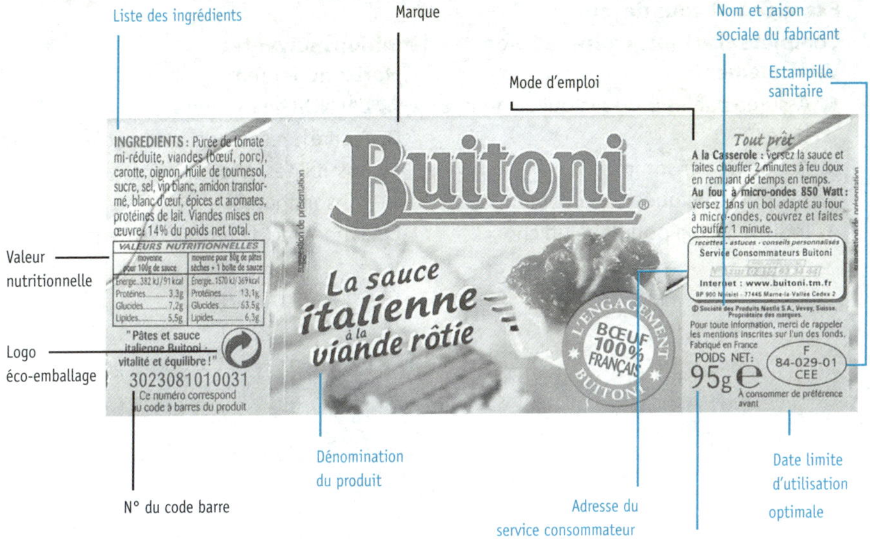

En bleu : informations obligatoires
En noir : informations facultatives

3 Les signes de qualité pour les produits industriels et les services

Signes de qualité	Caractéristiques
CE	Garantie de conformité du produit à toutes les dispositions communautaires européennes concernant : la santé, la sécurité, l'hygiène et la protection de l'environnement.
NF	Garantie de conformité à la norme élaborée par l'Association française de normalisation (AFNOR)
e	Marque de conformité de la Communauté européenne (CE) qui est utilisée pour les préemballages de même qualité nominale dont le poids varie de 5 g à 10 kg, respectivement de 5 mL à 10 L.
EU Ecolabel www.ecolabel.eu ; NF Environnement	Garantie de caractéristiques qui rendent les produits ou les services concernés plus respectueux de l'environnement.

Exercice 1 À vous de jouer !

Complétez les mots croisés à l'aide des définitions suivantes.

Verticalement

1. Assurée par les produits qui portent le sigle CE
2. Action de consommer
3. Marque appliquée sur un objet
4. Indispensable pour faire un choix

Horizontalement

A. L'AFNOR en est une

B. Assure le respect des termes d'un contrat

C. Possibilités diverses offertes au consommateur

D. Synonyme de renseignements

Exercice 2 QCM

Cochez la ou les bonnes réponses.

1) Quels sont les critères de choix d'un produit ?

- ☐ Le prix
- ☐ La marque
- ☐ La couleur

2) Quels sont les signes de qualité ?

- ☐ L'estampille NF
- ☐ Le code barre
- ☐ La marque CE

3) Quelle est la signification du sigle CE ?

- ☐ Communauté européenne
- ☐ Commission européenne
- ☐ Comité d'entreprise

4) Quelle est la signification du sigle NF ?

- ☐ Normes françaises
- ☐ Normalités françaises
- ☐ Niveau fort

5) Quelles sont les informations obligatoires à porter sur les étiquettes des produits alimentaires ?

- ☐ La valeur nutritionnelle
- ☐ La dénomination de vente
- ☐ La date de fabrication

6) Que signifie le sigle DLC ?

- ☐ Date limite de congélation
- ☐ Date limite de consommation
- ☐ Durée limite de consommation

7) Sur quels produits l'estampille sanitaire est-elle obligatoire ?

- ☐ Les produits alimentaires d'origine animale
- ☐ Les produits alimentaires d'origine végétale
- ☐ Les produits alimentaires d'origine minérale

8) Quels sont les critères relatifs aux conditions de vente ?

- ☐ La couleur du produit
- ☐ Les conditions de paiement
- ☐ Le service après-vente

10 corrigés

Exercice 1 À vous de jouer !
Complétez les mots croisés à l'aide des définitions suivantes.

										[2]C						
										O						
										N						[4]E
										S						T
										O						I
					[1]C		[A]N	O	R	M	E	S		[3]E		Q
					O					M				S		U
					N				[B]G	A	R	A	N	T	I	E
					F					T				A		T
					O		[C]C	H	O	I	X			M		T
					R					O				P		E
[D]I	N	F	O	R	M	A	T	I	O	N				I		
					I									L		
					T									L		
					E									E		

Exercice 2 QCM

1) Quels sont les critères de choix d'un produit ?
☒ Le prix
☒ La marque
☒ La couleur

2) Quels sont les signes de qualité ?
☒ L'estampille NF
☒ La marque CE

3) Quelle est la signification du sigle CE ?
☒ Communauté européenne

4) Quelle est la signification du sigle NF ?
☒ Normes françaises

5) Quelles sont les informations obligatoires à porter sur les étiquettes des produits alimentaires ?
☒ La dénomination de vente
☒ La date de fabrication

6) Que signifie le sigle DLC ?
☒ Date limite de consommation

7) Sur quels produits l'estampille sanitaire est-elle obligatoire ?
☒ Les produits alimentaires d'origine animale

8) Quels sont les critères relatifs aux conditions de vente ?
☒ Les conditions de paiement
☒ Le service après-vente

11

Les modes de paiement

Les consommateurs disposent actuellement de moyens de paiement très diversifiés.

1 Les différents modes de paiement

Moyens de paiement	Intérêts	Limites ou inconvénients
Les billets de banque ou les pièces de monnaie (espèces) 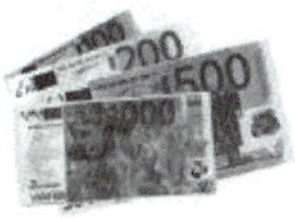	- Plus simple à utiliser - Plus largement accepté (cours légal) - Obtention en général gratuite - Achats courants de faible montant - Libération immédiate des obligations de paiement - Pratique pour les petits budgets pour garder le contrôle de ses dépenses	- Conservation risquée - Pas de recours en cas de perte ou de fraude - Limités à des petites sommes
Le chèque 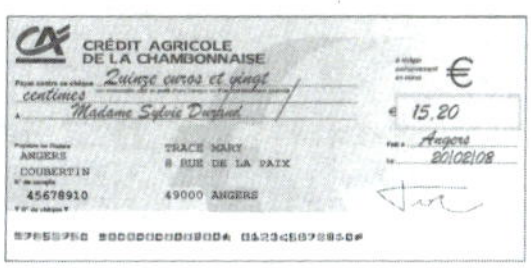	- Obtention en général gratuite - Gratuité d'utilisation - Très large acceptation par les commerçants - Évite de devoir circuler avec beaucoup d'espèces	- Bien tenir à jour les paiements effectués - Gravité des conséquences en cas de perte - Utilisation difficile en cas de paiement à l'étranger - Interdiction bancaire si le compte est sans provision (interdiction d'émettre des chèques).
Le titre interbancaire de paiement (TIP) 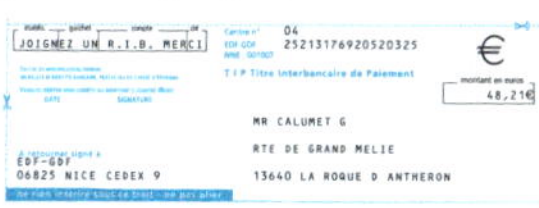 **L'autorisation de prélèvement sécurisé ou virement permanent**	- Facile à mettre en place - Permet de rester maître des règlements en ayant la possibilité de mettre fin à l'autorisation de prélèvement - Évite les retards de paiement et les oublis de paiement - Mise en place gratuite - Pas de frais sur les paiements	- Diminution de la vigilance sur la dépense correspondante - Oubli dans la gestion du budget - Difficultés des démarches à effectuer en cas d'erreurs dans le montant du prélèvement

Moyens de paiement	Intérêts	Limites ou inconvénients
La carte de crédit 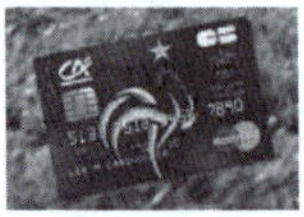	- Code confidentiel - Retrait de l'argent aux distributeurs - Règlement des achats chez les commerçants. Elle peut être selon l'option choisie à la banque à débit immédiat ou différé, à utilisation nationale ou internationale	- Cotisation annuelle plus ou moins élevée en fonction des services offerts
La carte privative 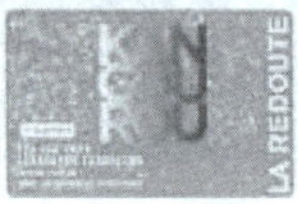	- Avantages dans le magasin concerné (réductions, caisses prioritaires…) - Réserve d'argent	- Payante - Liée au magasin qui la propose - Taux de crédit élevé (crédit renouvelable)
La Carte Virtuelle Dynamique ou e-carte (CVD)	- Carte délivrée par la banque, dont le numéro n'est valable que pour une seule transaction et pour un seul montant	
Le porte-monnaie électronique (Monéo) 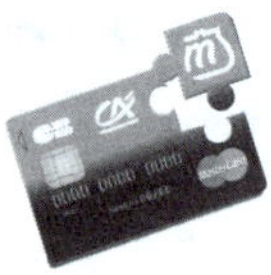	- Supprime les inconvénients des espèces	- Pas d'édition de ticket

Exercice 1 À vous de jouer !

Complétez les mots croisés à l'aide des définitions suivantes.

Verticalement

1. Débit effectué une fois par mois
2. Peut être à débit différé ou immédiat
3. Peut être bancaire ou postal
4. Doit être approvisionné si le titulaire veut émettre un chèque

Horizontalement

A. Synonyme de porte-monnaie électronique

B. Prêt consenti par une banque

C. Action de payer une somme d'argent

D. Documents établis par le vendeur après la vente

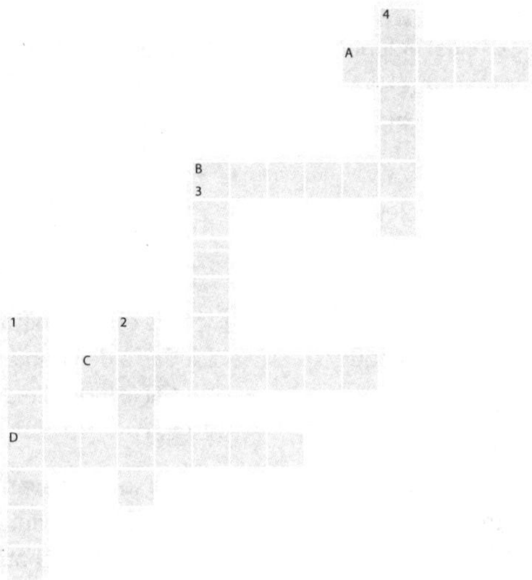

Exercice 2 QCM

Cochez la ou les bonnes réponses.

1) Quelle est la signification du sigle TIP ?

☐ Titre internet de paiement

☐ Titre interbancaire de paiement

☐ Timbre inédit postal

2) Quels sont les avantages d'une carte virtuelle dynamique ?

☐ Le numéro de carte est valable pour deux transactions

☐ Le numéro de carte est valable pour un seul montant prélevé

☐ Le numéro de carte est valable pour une transaction

3) Quel moyen permet d'éviter les retards de paiement ?

☐ Le chèque

☐ Le virement permanent

☐ Le porte monnaie électronique

4) Quelles opérations peut-on effectuer avec la carte bancaire nationale ?

☐ Des retraits d'argent et de paiement sur le territoire français

☐ Des achats à crédit

☐ Des paiements à l'étranger

5) Que permet la carte bancaire à débit différé ?

☐ Débiter le compte des achats effectués, une fois par mois

☐ Débiter le compte des achats effectués, tous les trois mois

☐ Débiter le compte après chaque utilisation de la carte

6) Quelles sont les particularités de la carte privative ?

☐ La gratuité

☐ Le bénéfice de réductions dans le magasin concerné

☐ La possibilité de retirer de l'argent dans les distributeurs

7) Quelle est la signification du sigle CVD ?

☐ Carte de virement direct

☐ Carte virtuelle dynamique

☐ Carte

8) Quels sont les avantages du porte-monnaie électronique ?

☐ Régler les achats dont le montant est supérieur à 15 euros

☐ Éviter d'avoir de la monnaie sur soi

☐ Régler les petites dépenses quotidiennes

Exercice 1 À vous de jouer !
Complétez les mots croisés.

										4 C			
									A M	O	N	E	O
										M			
										P			
					B 3 C	R	E	D	I	T			
					H					E			
					E								
					Q								
1 D			2 C		U								
I		C P	A	I	E	M	E	N	T				
F			R										
D F	A	C	T	U	R	E	S						
E			E										
R													
E													

Exercice 2 QCM

1) Quelle est la signification du sigle TIP ?
☒ Titre interbancaire de paiement

2) Quels sont les avantages d'une carte virtuelle dynamique ?
☒ Le numéro de carte est valable pour un seul montant prélevé
☒ Le numéro de carte est valable pour une transaction

3) Quel moyen permet d'éviter les retards de paiement ?
☒ Le virement permanent

4) Quelles opérations peut-on effectuer avec la carte bancaire nationale ?
☒ Des retraits d'argent et de paiement sur le territoire français

5) Que permet la carte bancaire à débit différé ?
☒ Débiter le compte des achats effectués, une fois par mois

6) Quelles sont les particularités de la carte privative ?
☒ La gratuité
☒ Le bénéfice de réductions dans le magasin concerné
☒ Les taux de crédit sont très élevés

7) Quelle est la signification du sigle CVD ?
☒ Carte virtuelle dynamique

8) Quels sont les avantages du porte-monnaie électronique ?
☒ Éviter d'avoir de la monnaie sur soi
☒ Régler les petites dépenses quotidiennes

12

Les assurances

L'assurance permet de se prémunir contre un événement redouté, un risque susceptible d'entraîner des conséquences financières, qu'elles soient liées aux biens ou aux personnes.

1 Le principe de l'assurance

De façon générale, le principe de l'assurance repose au départ sur la solidarité. Chacun verse une cotisation à un assureur qui prend en charge les risques occasionnés lors d'événements imprévus.

Vocabulaire de l'assurance	Définitions
Assuré	Personne qui souscrit un contrat d'assurance
Assureur	Société qui garantit des risques et indemnise en cas de sinistre
Police d'assurance	Imprimé sur lequel est écrit le contrat
Risque	Événement redouté contre lequel on s'assure
Prime ou cotisation	Prix de l'assurance
Échéance	Date de fin de contrat ou date à laquelle il faut payer la cotisation
Sinistre	Réalisation du risque, événement susceptible de mettre en jeu l'une des garanties du contrat
Indemnités	Somme d'argent versée en cas de sinistre
Avenant	Document constatant une modification du contrat
Résiliation	Annulation du contrat
Franchise	Somme qui reste à la charge de l'assuré s'il est responsable du sinistre
Préavis	Délai à observer

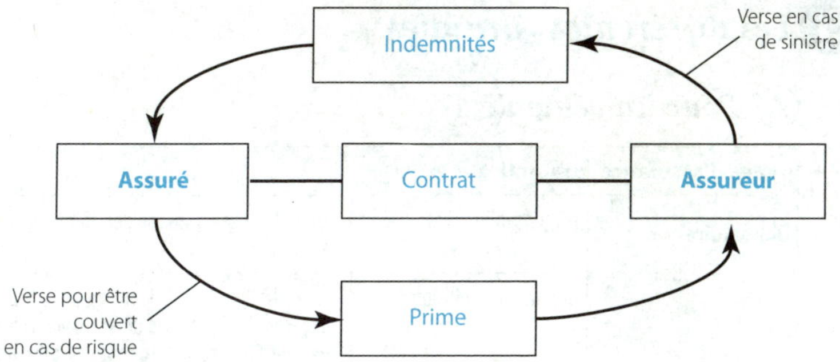

2 Un exemple de contrat d'assurance

ASSURANCES

MATIF

Monsieur DUPAS Pierre

Sociétaire n°9127990R

CONDITIONS PARTICULIÈRES AUTOMOBILE

Contrat

VÉHICULE ASSURÉ	DURÉE DU CONTRAT
D DERBI n°F687 L	du 31/03/2012 au 31/03/2013
Cylindrée 49,9 cm^3	avec renouvellement annuel automatique
Mise en circulation 6/03/2009	

CONDUCTEUR PRINCIPAL

DUPAS Axel né le 10 septembre 1997

Une franchise de 750 euros est appliquée lorsque vous prêtez votre véhicule à un conducteur non déclaré ci-dessus. Elle s'ajoute à la franchise contractuelle (clause A des conditions générales).

UTILISATION

Tous usages

Lieu de garage : ANDARD (49)

GARANTIE	SOUSCRITES	FRANCHISE
- Responsabilité civile (dommages causés aux tiers)	oui	sans
- Défense, recours, protection juridique	oui	sans
- Insolvabilité des tiers	oui	sans
- Vol	oui	60 à 200 €*
- Incendie, attentat, tempête, grêle	oui	60 à 200 €*
- Dommage au véhicule	oui	60 à 200 €*
- Bris de glace : réparation	oui	sans
remplacement	oui	sans
- Catastrophe naturelle	oui	230 €

Assistance 24 h sur 24 incluse

*La franchise correspond à 20% des dommages avec les minimum et maximum indiqués.

COTISATION ANNUELLE

302,59 euros taxes comprises (tarif en vigueur jusqu'au 31/03/2013) payable en une fois le 1er avril de chaque année.

Ces conditions particulières complètent et personnalisent les conditions générales qui vous ont été remises.

Le 31 mars 2012

Gérard MATIF

Directeur général

3 Les différentes garanties

A Pour un véhicule

Types d'assurance	Garanties	
Obligatoire	responsabilité civile	Permet la prise en charge des dommages causés aux tiers par l'assuré
Facultatives	dommages-collision	Couvre les dégâts dans la mesure où il y a collision avec un piéton, un animal ou un autre véhicule identifié, sauf exclusions (ex. : conduite sous l'emprise d'alcool)
	incendie-vol	Permet de recevoir une indemnité égale à la valeur du véhicule. Pour le vol, des mesures de prévention sont prévues au contrat
	assistance	Permet d'être dépanné ou remorqué en cas de panne ou d'accident
	catastrophes naturelles	Garantie applicable après la parution d'un arrêté au Journal officiel (ex. : tempête, inondations…)
	tous risques ou « dommages tous accidents »	Couvre tous les dommages quel que soit le type d'accident, même si le conducteur est responsable, sauf exclusions prévues au contrat (ex. : conduite sous l'emprise de l'alcool…)

B Pour une habitation

Le locataire doit souscrire une assurance « risque habitation » qui comprend la responsabilité civile, les dégâts des eaux et l'incendie.

Remarque : Il existe d'autres assurances facultatives : assurance-vie, assurance scolaire, assurance sportive…

4 La déclaration de sinistre

Tout sinistre doit être déclaré à l'assureur, par lettre recommandée, dans **les cinq jours** ouvrés qui suivent la constatation. Ce délai est réduit à **deux jours ouvrés pour un vol** qui doit également être déclaré à la gendarmerie.

Dans le cadre d'un accident de véhicule, la déclaration se fait à l'aide d'un **constat amiable** pré-rempli qui permet d'expliquer les circonstances de l'accident.

Les documents indispensables pour remplir un constat amiable sont le permis de conduire et l'attestation d'assurance.

Exercice 1 À vous de jouer !

A) Reliez chaque terme du vocabulaire de l'assurance à sa définition.

Résiliation ●	● Événement redouté pour lequel on s'assure
Échéance ●	● Engagements pris par l'assureur
Indemnités ●	● Somme d'argent à payer pour être assuré
Garanties ●	● Délai à respecter pour annuler un contrat
Sinistre ●	● Date de fin du contrat
Risque ●	● Annulation du contrat
Préavis ●	● Somme d'argent versée en dédommagement
Prime ●	● Réalisation de l'événement pour lequel l'assuré souscrit une assurance

B) Pour décrypter la phrase mystère, retrouvez les lettres dans la grille selon les positions données.

	A	B	C	D
1	A	Y	R	V
2	N	C	S	U
3	P	O	T	E

D3 C3 C1 D3 — A1 C2 C2 D2 C1 D3 — B2 ' D C2 C3

D3 C3 C1 D3 — A3 C D3 D B3 B1 A1 A1 C3

Exercice 2 QCM

1) Quelle est la définition d'un risque ?
- ☐ Un événement redouté pour lequel il est préférable de s'assurer
- ☐ Un contrat d'assurance qui fixe les droits et les devoirs des 2 parties
- ☐ La réalisation d'un sinistre

2) Quel est le nom de la somme d'argent à payer pour être assuré ?
- ☐ Une prime
- ☐ Une cotisation
- ☐ Une indemnité

3) Qu'est-ce que la résiliation d'un contrat ?
- ☐ L'action de mettre fin à un contrat
- ☐ L'acte de signer un contrat
- ☐ La mise en œuvre d'un avenant au contrat initial

4) Quelle est la garantie obligatoire à souscrire en matière d'assurance d'un véhicule ?
- ☐ La garantie « tous risques »
- ☐ La garantie « responsabilité civile »
- ☐ La garantie « incendie-vol »

5) Que doit-on faire en cas de sinistre ?
- ☐ Compléter un constat amiable avec les tiers concernés
- ☐ Payer une franchise
- ☐ Envoyer le constat amiable à l'assureur

6) Quels sont les risques couverts par l'assurance « responsabilité civile » ?
- ☐ Les dégâts du véhicule dans la mesure où il y a collision avec un piéton, un animal ou un autre véhicule dont le propriétaire est identifié
- ☐ Les dommages causés aux tiers par le responsable de l'accident
- ☐ Tous les dommages causés aux tiers et subis par le responsable de l'accident quel que soit le type d'accident ou la faute commise

7) Quels sont les documents indispensables pour remplir un constat amiable lors d'un accident ?
- ☐ Le permis de conduire et la carte d'identité
- ☐ Le permis de conduire et l'attestation d'assurance
- ☐ Le permis de conduire, l'attestation d'assurance et la carte d'identité

8) Quel est le délai pour déclarer un sinistre ?
- ☐ 2 jours ouvrés
- ☐ 4 jours ouvrés
- ☐ 5 jours ouvrés

Exercice 1 À vous de jouer !

A) Reliez chaque terme du vocabulaire de l'assurance à sa définition.

Résiliation	Événement redouté pour lequel on s'assure
Échéance	Engagements pris par l'assureur
Indemnités	Somme d'argent à payer pour être assuré
Garanties	Délai à respecter pour annuler un contrat
Sinistre	Date de fin du contrat
Risque	Annulation du contrat
Préavis	Somme d'argent versée en dédommagement
Prime	Réalisation de l'événement pour lequel l'assuré souscrit une assurance

B) Pour décrypter la phrase mystère, retrouvez les lettres dans la grille selon les positions données.

	A	B	C	D
1	A	Y	R	V
2	N	C	S	U
3	P	O	T	E

D3	C3	C1	D3
E	T	R	E

A1	C2	C2	D2	C1	D3
A	S	S	U	R	E

B2		D	C2	C3
C	'	E	S	T

D3	C3	C1	D3
E	T	R	E

A3	C	D3	D	B3	B1	A1	A1	C3
P	R	E	V	O	Y	A	N	T

Exercice 2 QCM

1) Quelle est la définition d'un risque ?
☒ Un événement redouté pour lequel il est préférable de s'assurer.

2) Quel est le nom de la somme d'argent à payer pour être assuré ?
☒ Une prime
☒ Une cotisation

3) Qu'est-ce que la résiliation d'un contrat ?
☒ L'action de mettre fin à un contrat

4) Quelle est la garantie obligatoire à souscrire en matière d'assurance d'un véhicule ?
☒ La garantie « responsabilité civile »

5) Que doit-on faire en cas de sinistre ?
☒ Compléter un constat amiable avec les tiers concernés
☒ Envoyer le constat amiable à l'assureur

6) Quels sont les risques couverts par l'assurance « responsabilité civile » ?
☒ Les dommages causés aux tiers par le responsable de l'accident.

7) Quels sont les documents indispensables pour remplir un constat amiable lors d'un accident ?
☒ Le permis de conduire et l'attestation d'assurance

8) Quel est le délai pour déclarer un sinistre ?
☒ 5 jours ouvrés

13

Les organismes d'information et de défense du consommateur

Le consommateur est de plus en plus souvent confronté à des fraudes en matière de consommation. Des organismes publics et des associations de consommateurs ont été créés pour l'informer et le défendre en cas de litige.

1 Les différents organismes et leur rôle

(A) L'Institut national de la consommation (INC)

Institut national de la consommation
Établissement public national à caractère industriel et commercial au service de tous les consommateurs et de leurs associations.
Il n'assure pas la défense des consommateurs.

❶ Centre d'étude techniques, juridiques, économiques et de formation
des entreprises, associations, magistrats.

❷ Centre d'information et de documentation
⇒ Édite des revues :
– 60 millions de consommateurs
– INC Hebdo
⇒ Produit et diffuse des émissions télévisées (Consomag) et une émission sur France Inter (service public)
⇒ Dispose de services de documentation (Pédagothèque)
⇒ Dispose de sites sur internet (ex : www.60millions-mag.com)
⇒ Dispose d'un service d'assistance téléphonique pour les abonnés "60 REPOND" et d'un numéro audiotel 0 890 707 592
⇒ Dispose d'une adresse : 80 rue Lecourbe, 75015 Paris.

❸ Centre d'essai sur des produits ou des services

(B) La direction départementale de la protection des populations (DDPP)

Elle relève du Premier ministre et est placée sous l'autorité du préfet de département. Le service « Concurrence et protection des consommateurs » assure trois grandes missions distinctes :

- la régulation concurrentielle des marchés ;
- la protection économique des consommateurs (exemples : assure la qualité des produits par le respect des règles d'étiquetage, de la dénomination des marchandises…) ;
- la sécurité des consommateurs (exemples : vérifie la fraîcheur des produits alimentaires, le respect des normes sanitaires dans les restaurants, la sécurité des jouets…).

Toutes les coordonnées des DDPP sont disponibles sur le site du ministère de l'Économie et des finances :
www.economie.gouv.fr/dgccrf/Liste-des-directions-departementales-de-la-protect

(C) Les associations de consommateurs

Les consommateurs se regroupent en associations formées de bénévoles qui assurent des permanences pour informer sur les produits et les services, assurer la défense individuelle ou collective des consommateurs, proposer une assistance juridique ou des conseils. Il existe en France 18 organisations nationales de consommateurs (généralistes, syndicales, familiales ou spécialisées) agréées par les pouvoirs publics.

L'une des plus connues est UFC-Que choisir qui édite une revue mensuelle de presse et peut être consultée sur son site internet : www.quechoisir.org.

L'association E-litige est une association de défense du consommateur qui se consacre en priorité aux problèmes rencontrés avec les achats effectués sur internet : www.e-litige.com.

Exercice 1 À vous de jouer !

A) Reliez l'organisme de défense à sa fonction.

INC	Aide le consommateur à régler ses litiges
	Permet aux consommateurs d' exercer son droit de choisir
DDPP	Contrôle les prix, la qualité des produits
	Propose une assistance juridique
	Dresse des procès-verbaux en cas de non respect de la loi
L'association de consommateurs	Garantit la sécurité des produits mis sur le marché

B) À partir des lettres mélangées, retrouvez les mots qui correspondent.

CNONMIOAMSTO | | | | | | | | | | | | |

SOIACSTAONI | | | | | | | | | | | |

DFEESNE | | | | | | | |

IFNOMRIANTO | | | | | | | | | | | |

Exercice 2 QCM

Cochez la ou les bonnes réponses.

1) Quelle est la fonction des personnes dont dépend la direction départementale de la protection des populations (DDPP).
- ☐ Ministre de l'Intérieur
- ☐ Premier ministre
- ☐ Préfet du département

2) Quels sont des rôles de la direction départementale de la protection des populations (DDPP) ?
- ☐ Interdire la vente de produits dangereux
- ☐ Sanctionner les publicités mensongères préjudiciables aux consommateurs
- ☐ Défendre les consommateurs auprès des tribunaux

3) Quelle est la signification du sigle INC ?
- ☐ Institut national du commerce
- ☐ Institut national de la concurrence
- ☐ Institut national de la consommation

4) Quel est le statut de l'INC ?
- ☐ Un établissement sous la tutelle de l'État
- ☐ Un établissement public national à caractère industriel et commercial
- ☐ Un établissement privé au service des associations

5) Comment se nomme le magazine mensuel édité par l'INC ?
- ☐ Ça m'intéresse
- ☐ 60 millions de consommateurs
- ☐ Alternatives économiques

6) Quels sont les rôles des associations de consommateurs ?
- ☐ Assurer la défense individuelle et collective des consommateurs
- ☐ Proposer une assistance juridique
- ☐ Prendre des sanctions contre les professionnels

7) Quels sont les moyens utilisés par l'association UFC-Que choisir pour informer les consommateurs ?
- ☐ L'édition d'une revue mensuelle de presse
- ☐ La consultation d'un site internet
- ☐ La diffusion d'émissions de télévision

8) Quelles sont les démarches possibles pour le consommateur en cas de litige ?
- ☐ Porter plainte au commissariat
- ☐ Faire appel à la direction départementale de la protection des populations (DDPP)
- ☐ Faire appel à une association de consommateurs

Exercice 1 À vous de jouer !

A) Reliez l'organisme de défense à sa fonction.

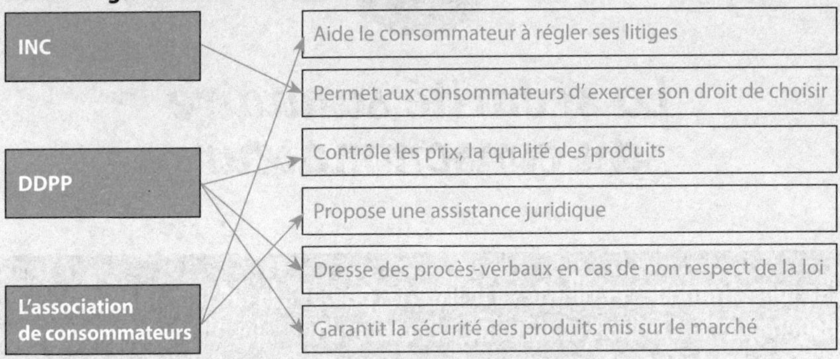

B) À partir des lettres mélangées, retrouvez les mots qui correspondent.

CNONMIOAMSTO	C O N S O M M A T I O N
SOIACSTAONI	A S S O C I A T I O N
DFEESNE	D E F E N S E
IFNOMRIANTO	I N F O R M A T I O N

Exercice 2 QCM

1) Quelle est la fonction des personnes dont dépend la direction départementale de la protection des populations (DDPP).

☒ Premier ministre

☒ Préfet du département

2) Quels sont les rôles de la direction départementale de la protection des populations (DDPP) ?

☒ Interdire la vente de produits dangereux

☒ Sanctionner les publicités mensongères préjudiciables aux consommateurs

3) Quelle est la signification du sigle INC ?

☒ Institut national de la consommation

4) Quel est le statut de l'INC ?

☒ Un établissement public national à caractère industriel et commercial

5) Comment se nomme le magazine mensuel édité par l'INC ?

☒ 60 millions de consommateurs

6) Quels sont les rôles des associations de consommateurs ?

☒ Assurer la défense individuelle et collective des consommateurs

☒ Proposer une assistance juridique

7) Quels sont les moyens utilisés par l'association UFC-Que choisir pour informer les consommateurs ?

☒ L'édition d'une revue mensuelle de presse

☒ La consultation d'un site internet

8) Quelles sont les démarches possibles pour le consommateur en cas de litige ?

☒ Faire appel à la direction départementale de la protection des populations (DDPP)

☒ Faire appel à une association de consommateurs

14

La sécurité sanitaire du consommateur

Vache folle, fromages et rillettes à la listeria, poulet à la dioxine, maïs transgénique, lait chinois contaminé à la mélamine… les alertes alimentaires sont inquiétantes pour le consommateur. Les pouvoirs publics ont renforcé les mesures visant à garantir la qualité sanitaire des aliments.

1 Les organismes de contrôle et leur rôle

Institut de veille sanitaire (InVS)	- détecter toute menace pour la santé publique ; - contribuer à la gestion de crise sanitaire.
Agence nationale de sécurité sanitaire (ANSES) chargée de l'alimentation, de l'environnement et du travail	- évaluer les risques nutritionnels et sanitaires des aliments humains et animaux ; - faire des recherches dans le domaine du médicament vétérinaire.
Direction générale de la santé (DGS)	- exercer une veille sanitaire.
Direction générale de l'alimentation (DGAL)	- intervenir dans la politique de qualité et de sécurité des aliments à tous les niveaux de la chaîne alimentaire ; - promouvoir les modèles alimentaires à l'échelle internationale.
Direction départementale de la protection des populations (DDPP)	- assurer la santé et la protection des animaux ; - assurer la qualité et la sécurité de l'alimentation ; - prévenir et contrôler les risques liés aux productions animales.

2 Le dispositif de veille et d'urgences sanitaires au sein des agences régionales de santé

Le Code de la santé publique confie aux **ARS** (agences régionales de santé) la responsabilité d'organiser la veille sanitaire en partage avec l'**InVS** (Institut de veille sanitaire), la **DGS** (Direction générale de la santé) et au sein de la DGS, le **DUS** (Département des urgences sanitaires). La bonne articulation entre les acteurs principaux (**ARS**, **préfet**, **DGS**, **InVS**) est aujourd'hui un enjeu essentiel pour le bon fonctionnement du système de veille sanitaire en France.

Les **trois étapes** de la veille sanitaire pour le déclenchement de l'alerte sont :

- ❶ la réception des signaux ;
- ❷ la validation des signaux ;
- ❸ l'évaluation de la menace et le déclenchement de l'alerte.

Schéma général de l'implantation du dispositif de veille et d'urgences sanitaires au sein des ARS et circulation de l'information

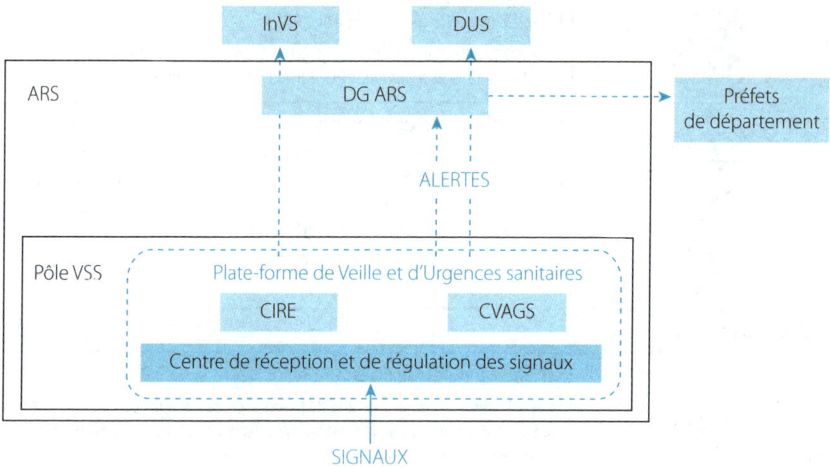

Source : la veille et d'alerte sanitaire en France, InVS, février 2011.

3 Les signes de qualité des aliments

Signes d'identification de la qualité et de l'origine	Dénomination – Garantie pour le consommateur
	Label Rouge Il atteste que le produit possède un ensemble de caractéristiques qui garantit un niveau de qualité supérieure le distinguant des autres produits alimentaires.
	Agriculture Biologique La référence à l'agriculture biologique garantit un produit élaboré selon des règles strictes (sans additif chimiques de synthèse, sans utilisation de pesticides…).
	Appellation d'Origine Protégée (AOP) Elle garantit un terroir délimité, un savoir-faire strictement local. Les caractéristiques sont liées essentiellement au milieu géographique.
	Spécialité de Tradition Garantie (STG) Elle protège une composition traditionnelle ou un mode de production traditionnelle du produit contrairement à l'AOP qui fait référence à une origine.
	Indication Géographique Protégée (IGP) Elle indique que le produit vient d'un lieu bien déterminé
Certification de conformité	
	Critères Qualifiés Certifiés La certification de conformité atteste qu'une denrée alimentaire est conforme à des caractéristiques spécifiques ou à des règles fixées dans un cahier des charges.

4 La traçabilité

Les exploitants du secteur alimentaire doivent mettre en place des systèmes et des procédures permettant la traçabilité des denrées alimentaires, afin de pouvoir procéder à des retraits ciblés et rapides en cas de crises : étiquettes, codes barres, puces électroniques, outils informatiques…

Exercice 1 À vous de jouer !

A) Entourez le logo qui garantit le respect des caractéristiques d'un terroir.

B) Cochez la définition de la traçabilité.

- ☐ C'est un document technique qui mentionne les caractéristiques à respecter pour un produit alimentaire déterminé.
- ☐ C'est la capacité à retracer le cheminement d'une denrée alimentaire, depuis la production jusqu'à la distribution.

C) À l'aide de la grille :

- **reconstituez** les mots coupés et mélangés à partir de la liste suivante : « *Logo, label, étiquetage, intoxication, analyse, aliment, qualité* ». Attention ! Chaque groupe de lettres ne sert qu'une seule fois.
- **composez** le mot supplémentaire en utilisant des cases restantes.

Le mot supplémentaire : . . . .

SE	MENT	IN	GO	BEL
QUE	TO	ALI	XI	LO
LA	ETI	QUA	ALY	CA
LI	AN	TION	ILI	TE
TRA	TA	TE	CAB	GE

Exercice 2 QCM

Cochez la ou les bonnes réponses.

1) Quels sont les organismes concernés par la déclaration des intoxications alimentaires ?
- ☐ La caisse primaire d'assurance maladie
- ☐ Les agences régionales de santé
- ☐ La direction départementale de la protection des populations

2) Que signifie le sigle ARS ?
- ☐ Agence régionale de secours
- ☐ Agence régionale de santé
- ☐ Agence régionale de sécurité

3) Quels sont les rôles de l'Institut de veille sanitaire ?
- ☐ Inspecter l'établissement responsable de l'intoxication alimentaire
- ☐ Coordonner l'alerte sanitaire
- ☐ Surveiller l'état de santé de la population

4) À quel moment l'alerte sanitaire est-elle mise en place ?
- ☐ À la sortie d'un nouveau produit alimentaire sur le marché
- ☐ Dès qu'un foyer d'intoxication alimentaire se déclare
- ☐ Dès qu'un produit change de dénomination

5) Quels sont les intérêts de l'alerte sanitaire ?
- ☐ Limiter le nombre de personnes intoxiquées
- ☐ Prévenir les intoxications alimentaires
- ☐ Détruire les micro-organismes à l'origine de l'intoxication alimentaire

6) Quels sont les signes de qualité ?
- ☐ Le label rouge
- ☐ Le label bleu
- ☐ L'appellation d'origine contrôlée

7) Quel est l'intérêt de la traçabilité ?
- ☐ Procéder à des retraits ciblés et rapides en cas de crise sanitaire
- ☐ Retirer tout un lot de produits alimentaires contaminés
- ☐ Calculer le nombre de lots invendus.

8) Quel est le rôle de l'ANSES ?
- ☐ Assurer l'hygiène du matériel directement en contact avec les denrées alimentaires
- ☐ Animer la veille sanitaire en région
- ☐ Faire des recherches dans le domaine du médicament vétérinaire

Exercice 1 À vous de jouer !

A) Entourez le logo qui garantit le respect des caractéristiques d'un terroir.

B) Cochez la définition de la traçabilité.

☒ C'est la capacité à retracer le cheminement d'une denrée alimentaire, depuis la production jusqu'à la distribution.

C) À l'aide de la grille :

- **reconstituez** les mots coupés et mélangés à partir de la liste suivante :

« *Logo, label, étiquetage, intoxication, analyse, aliment, qualité* ».

Attention ! Chaque groupe de lettres ne sert qu'une seule fois.

- **composez** le mot supplémentaire en utilisant des cases restantes.

Le mot supplémentaire : TRACABILITÉ

SE	MENT	IN	GO	BEL
QUE	TO	ALI	XI	LO
LA	ETI	QUA	ALY	CA
LI	AN	TION	ILI	TE
TRA	TA	TE	CAB	GE

Exercice 2 QCM

1) Quels sont les organismes concernés par la déclaration des intoxications alimentaires ?

☒ Les agences régionales de santé

2) Que signifie le sigle ARS ?

☒ Agence régionale de santé

3) Quels sont les rôles de l'Institut de veille sanitaire ?

☒ Coordonner l'alerte sanitaire

4) À quel moment l'alerte sanitaire est-elle mise en place ?

☒ Dès qu'un foyer d'intoxication alimentaire se déclare

5) Quels sont les intérêts de l'alerte sanitaire ?

☒ Limiter le nombre de personnes intoxiquées

☒ Prévenir les intoxications alimentaires

6) Quels sont les signes de qualité ?

☒ Le label rouge

☒ L'appellation d'origine contrôlée

7) Quel est l'intérêt de la traçabilité ?

☒ Procéder à des retraits ciblés et rapides en cas de crise sanitaire

☒ Retirer tout un lot de produits alimentaires contaminés

8) Quel est le rôle de l'ANSES ?

☒ Faire des recherches dans le domaine du médicament vétérinaire

15

La qualification professionnelle et la formation initiale

En France, la formation initiale est obligatoire jusqu'à l'âge de 16 ans. L'objectif du ministère de l'Éducation nationale est de former 100 % de la population au niveau 5, 80 % au niveau 4 et 50 % au-delà.

1 Les cursus de formation

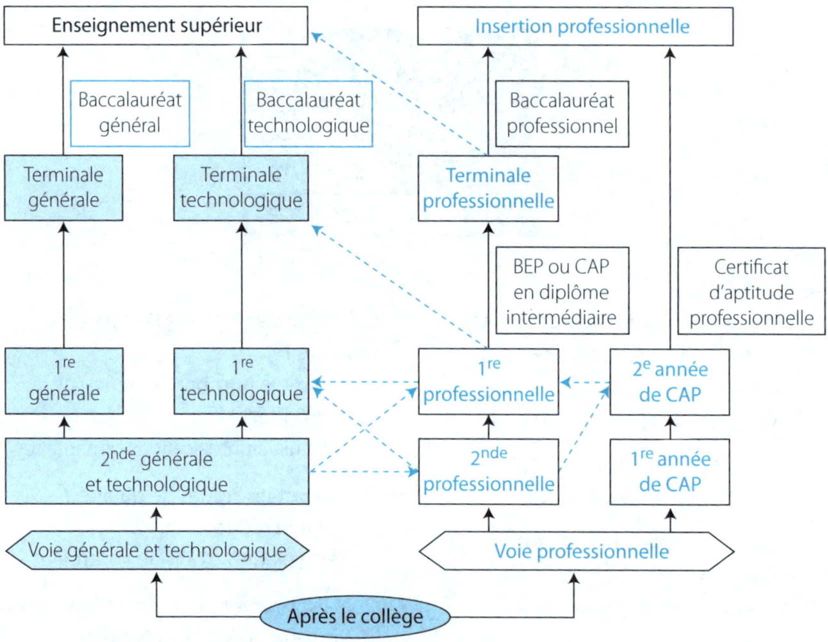

2 Les niveaux de qualification

Niveaux	Diplômes	Types d'emploi
VI et VI bis	Abandon sans diplôme à la fin de la scolarité obligatoire (16 ans)	Exécutant
V	CAP (certificat d'aptitude professionnelle) ou BEP (brevet d'études professionnelles)	Ouvrier qualifié
IV	Baccalauréat général, technologique ou professionnel	Technicien
III	BTS (brevet de technicien supérieur), DUT (diplôme universitaire de technologie), DEUG (diplôme d'études universitaires générales)	Technicien supérieur
II	Niveau licence ou maîtrise	Cadre
I	Niveau au-delà de la maîtrise	Ingénieur, cadre supérieur

3 La définition de la formation initiale

La formation initiale est le premier programme d'études qui conduit à l'exercice d'un métier ou d'une profession. Elle est dite « initiale » parce qu'elle vise d'abord l'acquisition de compétences par une personne qui n'a jamais exercé la profession pour laquelle elle désire se préparer. Elle est toujours sanctionnée par un diplôme.

4 La voie scolaire et l'apprentissage

La formation initiale, sous statut scolaire, jusqu'à l'âge de 16 ans peut être poursuivie soit par :

- la voie scolaire ❶ ;
- la voie de l'apprentissage ❷.

		❶ Voie scolaire	❷ Voie de l'apprentissage
Statut		Scolaire	Salarié
Lieux de formation		- Lycée professionnel - Entreprise	- CFA - Entreprise
Rémunération		Aucune	Pourcentage du SMIC
Durée des congés		Congés scolaires	5 semaines
Nom du document signé avec l'entreprise		Convention de formation en entreprise	Contrat d'apprentissage
Obligations	Entreprise d'accueil	- Former le stagiaire - Ne pas exposer le stagiaire à des dangers	- Faire suivre la formation au CFA - Confier des tâches en relation avec la formation
	Jeunes en formation	- Respecter le règlement intérieur de l'entreprise lors de la PFMP et du lycée professionnel	- Suivre la formation au CFA - Se présenter aux épreuves du diplôme - Respecter le règlement intérieur du CFA et de l'entreprise

Exercice 1 À vous de jouer !

Complétez les mots croisés à l'aide des définitions suivantes.

Verticalement

1. Nom d'un contrat par alternance

2. Nom du document signé lors d'une période de formation en entreprise

3. Nombre de semaines minimum de congés payés d'un apprenti

4. Qualificatif de la formation obligatoire jusqu'à 16 ans

Horizontalement

A. Diplôme de niveau 5

B. Base de calcul du salaire de l'apprenti

C. Voie d'orientation après le collège

D. Statut de l'apprenti

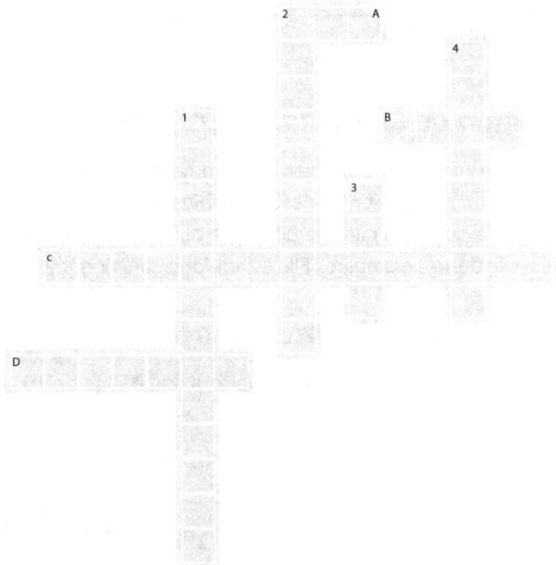

Exercice 2 QCM

Cochez la ou les bonnes réponses.

1) Quel est le niveau de qualification du CAP ?
- ☐ Niveau 3
- ☐ Niveau 4
- ☐ Niveau 5

2) Quelle est la passerelle qui existe en classe de deuxième année CAP ?
- ☐ Retourner en première année CAP
- ☐ Passer en première technologique
- ☐ Passer en première professionnelle

3) Quelles sont les caractéristiques de la formation par alternance ?
- ☐ Un statut de salarié
- ☐ Une formation en CFA et entreprise
- ☐ 5 semaines de congés payés

4) Quel est le document signé avec l'entreprise dans le cadre de la formation par alternance ?
- ☐ Une convention de formation en entreprise
- ☐ Un contrat d'apprentissage
- ☐ Un contrat à durée indéterminée

5) Quel est le statut d'un élève en lycée professionnel ?
- ☐ Salarié
- ☐ Scolaire
- ☐ Étudiant

6) Quelles sont les caractéristiques de la formation initiale ?
- ☐ Elle s'adresse aux jeunes de 16 à 25 ans
- ☐ Elle peut s'effectuer sous statut scolaire
- ☐ Elle peut s'effectuer sous forme d'apprentissage

7) Qu'est ce qu'une convention de formation en entreprise ?
- ☐ Un contrat de travail écrit signé entre un jeune en formation professionnelle et un employeur dont l'entreprise est agréée pour former des apprentis
- ☐ Un accord écrit entre établissement scolaire et entreprise d'accueil qui fixe les modalités du stage
- ☐ Un accord entre les enseignants et le proviseur sur les modalités d'accueil en entreprise

8) Quelle est la rémunération de l'apprenti ?
- ☐ Un pourcentage du SMIC en fonction de son âge et de l'ancienneté de son contrat
- ☐ 50 % du SMIC
- ☐ 100 % du SMIC

Exercice 1 À vous de jouer !

Complétez les mots croisés à l'aide des définitions suivantes.

								[2] C	A	P [A]					
								O					[4] I		
								N					N		
					[1] A			V			[B] S	M	I	C	
					P			E					T		
					P			N		[3] C			I		
					R			T		I			A		
	[C] P	R	O	F	E	S	S	I	O	N	N	E	L	L	E
					N			O		Q			E		
					T			N							
[D] S	A	L	A	R	I	E									
					S										
					S										
					A										
					G										
					E										

Exercice 2 QCM

1) Quel est le niveau de qualification du CAP ?

☒ Niveau 5

2) Quelle est la passerelle qui existe en classe de deuxième année CAP ?

☒ Passer en première professionnelle

3) Quelles sont les caractéristiques de la formation par alternance ?

☒ Un statut de salarié

☒ Une formation en CFA et entreprise

☒ 5 semaines de congés payés

4) Quel est le document signé avec l'entreprise dans le cadre de la formation par alternance ?

☒ Un contrat d'apprentissage

5) Quel est le statut d'un élève en lycée professionnel ?

☒ Scolaire

6) Quelles sont les caractéristiques de la formation initiale ?

☒ Elle peut s'effectuer sous statut scolaire.

☒ Elle peut s'effectuer sous forme d'apprentissage.

7) Qu'est ce qu'une convention de formation en entreprise ?

☒ Un accord écrit entre établissement scolaire et entreprise d'accueil qui fixe les modalités du stage.

8) Quelle est la rémunération de l'apprenti ?

☒ Un pourcentage du SMIC en fonction de son âge et de l'ancienneté de son contrat.

16

La formation continue et la VAE[1]

Dans une perspective de développement des compétences, il est possible de se former ou d'acquérir un diplôme, tout au long de la vie.

1 La formation continue

A Pour les salariés

Trois principaux dispositifs permettent aux salariés de se former sans perte de salaire :

Plan de formation de l'entreprise	Congé individuel de formation (CIF)	Droit individuel à la formation (DIF)
Le salarié en formation est alors en mission professionnelle	- **Durée** : 1 an maximum pour un salarié en CDI - **Ancienneté** : 24 mois dont 12 mois dans l'entreprise - **Contrat de travail** : suspendu	- **Durée** : 20 heures par an, cumulable sur 6 ans. En dehors du temps de travail ou en partie pendant le temps de travail, si accord collectif - **Ancienneté** : 1 an dans l'entreprise

B Pour les demandeurs d'emploi

L'interlocuteur principal est le Pôle emploi. **La préparation opérationnelle à l'emploi (POE)** permet à un demandeur d'emploi de bénéficier d'une formation nécessaire à l'acquisition des compétences requises pour occuper un emploi correspondant à une offre déposée par une entreprise auprès de Pôle emploi.

C Pour les jeunes de 16 à 26 ans

Les jeunes de 16 à 26 ans (sortis du système scolaire sans qualification ou avec une qualification insuffisante) bénéficient de mesures pour atteindre une qualification leur permettant d'accéder au marché de l'emploi :
- contrats de travail « aidés » incluant éventuellement des périodes de formation ;
- contrat de professionnalisation.

2 La VAE (Validation des acquis de l'expérience)

La validation des acquis de l'expérience est un dispositif qui permet à toute personne de valoriser son expérience professionnelle ou personnelle pour obtenir un diplôme ou un titre inscrit au « Répertoire national des certifications professionnelles ».

1. Validation des acquis de l'expérience.

(A) *Les conditions d'accès*

La VAE s'adresse à toute personne ayant acquis, durant au moins 3 années, des compétences professionnelles dans l'exercice d'une activité salariée, non salariée ou bénévole en rapport direct avec le contenu du diplôme ou du titre visé ou un certificat de qualification professionnelle.

(B) *Les démarches*

Les centres et les points information conseil (PIC) habilités par les conseils régionaux, peuvent se trouver dans des structures déjà existantes comme les missions locales, les permanences d'accueil d'information et d'orientation (PAIO), les services académiques, les centres d'information et d'orientation (CIO), les agences locales pour l'emploi (ALE).

Les étapes de la démarche de VAE

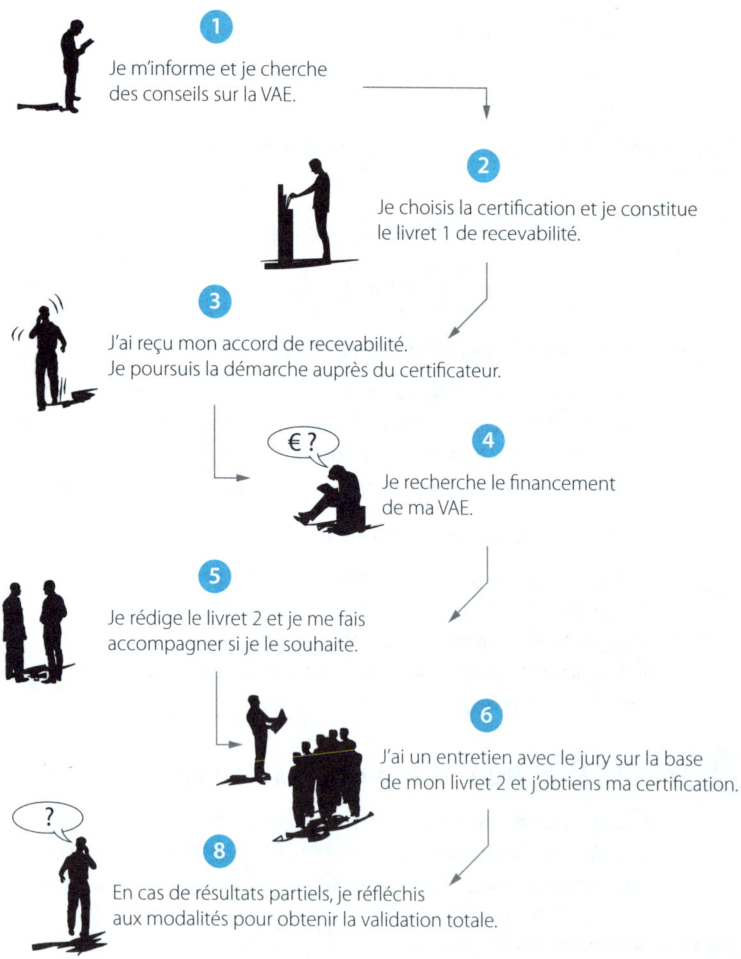

Exercice 1 À vous de jouer !

Cochez la formation correspondante à chaque situation.

Situations	DIF	CIF
Julien comptable, travaille depuis cinq ans dans la même entreprise. Il souhaite suivre une formation de 5 heures pour appréhender un nouveau logiciel.		
Rémi est ouvrier depuis huit ans dans l'entreprise BUROC. Il désire suivre une formation de dix mois pour compléter sa formation.		
Louisa travaille depuis trois mois dans le même salon de coiffure. Elle désire suivre une formation de manucure sur une année.		
Céline 38 ans, titulaire d'un BAC PRO secrétariat, est salariée dans l'entreprise ECO. Elle a été embauchée comme secrétaire et, depuis 10 ans, elle est devenue l'assistante du directeur et est en relation régulière avec des collaborateurs étrangers. Elle désire une reconnaissance de son activité par l'obtention d'un BTS Assistant de Managers.		
Romain, serrurier métallier, est salarié depuis 15 ans dans l'entreprise METALLOC ; il veut faire une formation d'une durée d'un an pour se spécialiser dans la soudure.		

Exercice 2 QCM

Cochez la ou les bonnes réponses.

1) Quelles sont les personnes concernées par la formation continue ?
- ☐ Les étudiants
- ☐ Les demandeurs d'emploi
- ☐ Les jeunes engagés dans la vie active

2) Quels sont les objectifs de la formation continue ?
- ☐ Faciliter l'accès aux jeunes travailleurs à un premier emploi
- ☐ Permettre aux salariés de changer d'activité
- ☐ Permettre aux salariés de prendre leur retraite plus tôt

3) Quelle est la signification du sigle DIF ?
- ☐ Devoir individuel à la formation
- ☐ Droit individuel à la formation
- ☐ Droit indéterminé de formation

4) Quelle est la signification du sigle CIF ?
- ☐ Centre informatif de formation
- ☐ Congé indéterminé de formation
- ☐ Congé individuel de formation

5) Quel est le nombre d'heures de formation accordé pour un DIF ?
- ☐ 120 heures sur 6 ans
- ☐ 40 heures tous les ans
- ☐ 100 heures tous les 2 ans

6) Quelle est la signification du sigle VAE ?
- ☐ Validation des acquis de l'expérience
- ☐ Validation active de l'expérience
- ☐ Vérification des acquis de l'expérience

7) Quelle est la durée minimale d'activité, en lien avec le diplôme visé pour solliciter une VAE ?
- ☐ Deux ans
- ☐ Trois ans
- ☐ Cinq ans

8) Quel est l'intérêt de la VAE pour un salarié ?
- ☐ Changer de poste de travail
- ☐ Acquérir une certification
- ☐ Acquérir une promotion

Exercice 1 À vous de jouer !
Cochez la formation correspondante à chaque situation.

Situations	DIF	CIF
Julien comptable, travaille depuis cinq ans dans la même entreprise. Il souhaite suivre une formation de 5 heures pour appréhender un nouveau logiciel.	X	
Rémi est ouvrier depuis huit ans dans l'entreprise BUROC. Il désire suivre une formation de dix mois pour compléter sa formation.		X
Louisa travaille depuis trois mois dans le même salon de coiffure. Elle désire suivre une formation de manucure sur une année.		X
Céline 38 ans, titulaire d'un BAC PRO secrétariat, est salariée dans l'entreprise ECO. Elle a été embauchée comme secrétaire et, depuis 10 ans, elle est devenue l'assistante du directeur et est en relation régulière avec des collaborateurs étrangers. Elle désire une reconnaissance de son activité par l'obtention d'un BTS Assistant de Managers.	X	
Romain, serrurier métallier, est salarié depuis 15 ans dans l'entreprise METALLOC ; il veut faire une formation d'une durée d'un an pour se spécialiser dans la soudure.		X

Exercice 2 QCM

1) Quelles sont les personnes concernées par la formation continue ?
☒ Les demandeurs d'emploi
☒ Les jeunes engagés dans la vie active

2) Quels sont les objectifs de la formation continue ?
☒ Faciliter l'accès aux jeunes travailleurs à un premier emploi
☒ Permettre aux salariés de changer d'activité

3) Quelle est la signification du sigle DIF ?
☒ Droit individuel à la formation

4) Quelle est la signification du sigle CIF ?
☒ Congé individuel de formation

5) Quel est le nombre d'heures de formation accordé pour un DIF ?
☒ 120 heures sur 6 ans

6) Quelle est la signification du sigle VAE ?
☒ Validation des acquis de l'expérience

7) Quelle est la durée minimale d'activité, en lien avec le diplôme visé, pour solliciter une VAE ?
☒ Trois ans

8) Quel est l'intérêt de la VAE pour un salarié ?
☒ Acquérir une certification

17

La recherche d'emploi

Dès la sortie du système de formation, différentes structures peuvent aider à la recherche d'emploi.

1 Des structures d'aide

A Le pôle emploi

Il est issu de la fusion, en 2009, de l'ANPE et des ASSEDIC.

• Ses missions

- l'accueil, l'information, l'orientation et l'accompagnement des personnes, qu'elles disposent ou non d'un emploi, à la recherche d'un emploi, d'une formation ou d'un conseil professionnel ;
- l'inscription sur la liste des demandeurs d'emploi et la tenue à jour de cette liste ;
- le contrôle de la recherche d'emploi ;
- le versement, pour le compte du régime d'assurance chômage, de l'allocation d'aide au retour à l'emploi (c'est-à-dire de l'assurance chômage) et, pour le compte de l'État, le versement des allocations du régime de solidarité (par exemple, l'allocation de solidarité spécifique).

• Ses services

- des offres d'emploi actualisées quotidiennement, généralement présentées sur des panneaux d'affichage et classées par secteurs d'activité ;
- l'accès à Internet, au téléphone, à des photocopieurs.

Pôle emploi peut également :

- participer aux frais de déplacement engagés pour se rendre à un entretien d'embauche ;
- conseiller pour améliorer les techniques de recherche d'emploi : rédaction de CV, d'une lettre de motivation, préparation à un entretien d'embauche…

B Les autres structures

La **mission locale (ML)** et la **permanence d'accueil, d'information et d'orientation (PAIO)** ont été mises en place par les collectivités locales. Ces structures accueillent les jeunes de 16 à 25 ans qui ont quitté le système éducatif sans qualification pour :

- les conseiller pour leur orientation et leur projet professionnel ;
- les aider à réaliser leur projet d'insertion (recherche d'emploi, stage de formation professionnelle) ;
- les aider dans des démarches de la vie sociale (santé, logement, difficultés financières).

2 Les démarches

(A) Le curriculum vitae (CV)

Le CV est la carte d'identité professionnelle.

• Sa présentation

- papier blanc de bonne qualité, de format A4 (21 × 29,7 cm) ;
- saisi à l'ordinateur ;
- clair et soigné.

• Son contenu

Major Adeline
17 rue des Pervenches
49000 ANGERS
☎ 02 41 20 23 65
major.adeline@wanadoo.fr

20 ans
Célibataire

AGENT DE PRÉVENTION
ET DE SÉCURITÉ

EXPÉRIENCE PROFESSIONNELLE

2010 (décembre)	• Agent contractuel au centre hospitalier d'Angers – confection et pose de panneaux de signalisation – vérification de la pression des poteaux d'incendie – accueil et prise en charge de stagiaires
2010 (octobre à novembre)	• Agent spécialisé dans un établissement industriel – remise à jour de consignes en cas d'incendie dans l'établissement
2009 (janvier à août)	• Agent de surveillance à la gare Saint Laud à Angers – tenue du poste de vidéosurveillance

FORMATION

2008	• CAP agent de prévention et de sécurité • Certificat Sauveteur secouriste du travail (SST) • Brevet des collèges

DIVERS

Titulaire du permis B
Maîtrise des logiciels Windows, Word XP

Il débute par une accroche (exemple : « agent de prévention et de sécurité ») puis est divisé en 3 ou 4 grandes parties :

- **l'état civil** : nom, prénom, adresse, numéro de téléphone, âge et éventuellement situation familiale ;
- **la formation** se met avant ou après l'expérience professionnelle en fonction de l'âge ;
- **l'expérience professionnelle** : jobs d'été, stages… qui devront être énoncés chronologiquement en partant du plus récent ;
- **divers ou centres d'intérêts** : cette partie personnalise le CV en mettant en avant certaines compétences particulières (exemple : parle couramment l'anglais).

B La rédaction de la lettre de motivation

Il existe plusieurs types de lettre de motivation :

- la candidature répondant à une annonce ;
- la candidature spontanée.

• Sa présentation

- papier blanc de bonne qualité de format A4 ;
- manuscrite.

• Son contenu

- exprimer l'intérêt que l'on porte à cette entreprise ;
- expliquer ce que l'on propose ou ce que l'on peut apporter à l'entreprise ;
- proposer une entrevue pour obtenir un complément d'informations ;
- terminer par une formule de politesse.

C L'entretien d'embauche

Avant l'entretien	Pendant l'entretien	Après l'entretien
• S'informer sur l'entreprise et le poste proposé • Préparer son argumentation • Lister les questions à poser • Constituer son dossier : lettre de convocation, doubles du CV et de la lettre envoyés • Soigner sa tenue vestimentaire qui doit être adaptée • Arriver 5 minutes en avance	• S'exprimer avec clarté, ne pas hésiter à poser des questions • Soigner son attitude corporelle (se tenir droit, regarder franchement l'interlocuteur) • Avoir son dossier	• Analyser sa prestation

Exercice 1 À vous de jouer !
Cochez le type de lettre dont il s'agit :

☐ Candidature spontanée
☐ Candidature répondant à une annonce

Claire Balot
15, rue du Moulin
49610 Murs-Érigné
Tél. : 02 41 11 12 15
jbalot@wanado.fr

Entreprise Larue
Directeur des ressources humaines
ZI du Cadre Noir
49000 Angers

Objet : réponse annonce n8 Bnj 49

Murs-Érigné, le 1.09.2011

Monsieur,

En réponse à l'annonce parue dans le journal Bondir daté du 28 août 2011 sous la référence Bnj 49, je me permets de poser ma candidature pour l'emploi de secrétaire à votre service de documentation.

Cet emploi m'intéresse vivement et je crois répondre aux conditions exigées. En effet, je maîtrise parfaitement les logiciels utilisés dans votre entreprise.

Je joins mes références en annexe et me tiens à votre entière disposition pour un entretien.

J'ose espérer qu'il vous plaira d'examiner ma candidature avec bienveillance et je vous prie d'agréer, Monsieur, mes salutations respectueuses.

Exercice 2 QCM

Cochez la ou les bonnes réponses.

1) Quelles sont les structures d'aide à la recherche d'emploi ?
- ☐ La PAIO
- ☐ La mission locale
- ☐ Le pôle emploi

2) Que signifie le sigle PAIO ?
- ☐ Programme d'aide et d'information
- ☐ Permanence d'accueil d'information et d'orientation
- ☐ Pôle d'aide à l'information et à l'orientation

3) Quels sont les rôles du pôle emploi ?
- ☐ Recueillir les offres d'emploi des entreprises
- ☐ Mettre à disposition des demandeurs d'emploi des offres d'emploi, des outils gratuits tels que le téléphone, l'accès Internet…)
- ☐ Assurer un emploi à tous les demandeurs d'emploi

4) À qui s'adresse la mission locale ?
- ☐ Aux jeunes de moins de 16 ans
- ☐ Aux jeunes de 16 à 25 ans
- ☐ Aux jeunes de plus de 26 ans

5) Quel est le rôle du curriculum vitae ?
- ☐ Décrire ses motivations pour le poste
- ☐ Faire la liste de ses diplômes
- ☐ Se présenter et mettre en valeur son parcours professionnel pour susciter un entretien d'embauche

6) Quelles sont les caractéristiques d'une lettre de motivation ?
- ☐ Écrite manuellement
- ☐ Rédigée sur du papier de couleur de format A5
- ☐ Rédigée sur du papier blanc de format A4

7) Quels sont les paragraphes à développer dans une lettre de motivation ?
- ☐ Indiquer l'objet de la lettre
- ☐ Expliquer ce que l'on peut apporter à l'entreprise
- ☐ Terminer par une formule de politesse

8) Quelles sont les attitudes à adopter lors d'un entretien d'embauche ?
- ☐ Arriver 5 minutes en avance
- ☐ Soigner l'attitude corporelle (exemple se tenir droit)
- ☐ S'exprimer avec clarté

Exercice 1 À vous de jouer !

Cochez le type de lettre dont il s'agit :

☒ Candidature répondant à une annonce

Exercice 2 QCM

1) Quelles sont les structures d'aide à la recherche d'emploi ?

☒ La PAIO

☒ La mission locale

☒ Le pôle emploi

2) Que signifie le sigle PAIO ?

☒ Permanence d'accueil d'information et d'orientation

3) Quels sont les rôles du pôle emploi ?

☒ Recueillir les offres d'emploi des entreprises

☒ Mettre à disposition des demandeurs d'emploi des offres d'emploi, des outils gratuits tels que le téléphone, l'accès Internet…)

4) À qui s'adresse la mission locale ?

☒ Aux jeunes de 16 à 25 ans

5) Quel est le rôle du curriculum vitae ?

☒ Se présenter et mettre en valeur son parcours professionnel pour susciter un entretien d'embauche

6) Quelles sont les caractéristiques d'une lettre de motivation ?

☒ Écrite manuellement

☒ Rédigée sur du papier blanc de format A4

7) Quels sont les paragraphes à développer dans une lettre de motivation ?

☒ Indiquer l'objet de la lettre

☒ Expliquer ce que l'on peut apporter à l'entreprise

☒ Terminer par une formule de politesse

8) Quelles sont les attitudes à adopter lors d'un entretien d'embauche ?

☒ Arriver 5 minutes en avance

☒ Soigner l'attitude corporelle (exemple se tenir droit)

☒ S'exprimer avec clarté

18

Les textes de référence de la législation du travail

Des textes réglementent les relations entre les employeurs et les salariés.

1 Le Code du travail

C'est l'ensemble de la réglementation du droit du travail : ses lois, ses décrets, ses règlements. C'est le cadre de référence sur laquelle repose toute question liée au respect des droits et devoirs des salariés, comme des employeurs.
Il peut être consulté sur des questions liées aux congés de maternité, au temps de travail, aux droits à la retraite, à la modification d'un contrat, au droit à la formation professionnelle…, pour pouvoir, en cas de besoin, s'appuyer sur ce que dit la loi.

2 La convention collective

C'est un accord écrit, qui résulte de la négociation entre les représentants syndicaux de salariés et d'employeurs. Elle complète en les améliorant les dispositions du code de travail. Elle est propre à une profession (exemple : coiffeur) ou à un secteur professionnel (exemple : la métallurgie) sur un territoire qu'elle précise (accord national, régional, local). Elle s'adapte aux conditions particulières d'un secteur d'activité.
Elle s'applique quel que soit l'effectif dans :

- les entreprises où l'employeur est adhérent à une organisation patronale signataire ;
- les entreprises où l'employeur décide de l'appliquer volontairement ;
- toutes les entreprises, lorsque la convention collective a été « étendue » par arrêté du ministre du Travail.

Le nom de la convention collective applicable au salarié est indiqué sur le bulletin de salaire. Un avis, affiché sur le lieu de travail, doit comporter l'intitulé de la convention et l'endroit où un exemplaire à jour peut être consulté. Le salarié peut également s'adresser aux représentants du personnel, qui disposent d'un exemplaire ainsi qu'à la Direction régionale des entreprises, de la concurrence, de la consommation, du travail et de l'emploi (DIRECCTE).

• Comparaison entre un extrait du code de travail et un extrait d'une convention collective sur les congés pour événements familiaux

Extrait du Code du travail

Art. L. 226-1 – Tout salarié bénéficie, sur justification et à l'occasion de certains événements familiaux, d'une autorisation exceptionnelle d'absence de « Quatre jours pour le mariage du salarié ; (Loi n° 86-1307 du 29-12- 86) » ; « Trois jours pour chaque naissance survenue à son foyer ou pour l'arrivée d'un enfant placé en vue de son adoption ; ces jours d'absence ne peuvent se cumuler avec les congés accordés pour ce même enfant en vertu des articles L. 122-26 et L. 122-26-1 ». Deux jours pour le décès d'un conjoint ou d'un enfant ; Un jour pour le mariage d'un enfant ; Un jour pour le décès du père ou de la mère. Ces jours d'absence n'entraînent pas de réduction de la rémunération. Ils sont assimilés à des jours de travail effectif pour la détermination de la durée du congé annuel. (Loi n° 80-386 du 30-5-80)

Les dispositions du présent article sont applicables aux salariés définis à l'article 1144 (1° à 7°, 9° et 10°) du code rural.

Extrait d'une convention collective

Titre 4 : CONGÉS

Article 29 : ABSENCES EXCEPTIONNELLES

Des autorisations d'absences exceptionnelles, non déductibles des congés et n'entraînant pas réduction d'appointements seront accordées au salarié pour :

- se marier : 4 jours ouvrés ;
- assister aux obsèques de son conjoint ou d'un de ses enfants : 3 jours ouvrés ;
- assister au mariage d'un de ses enfants : 1 jour ouvré ;
- assister aux obsèques de ses ascendants : 2 jours ouvrés ;
- assister aux obsèques de ses collatéraux jusqu'au 2e degré (frère ou sœur) : 1 jour ouvré ;
- assister aux obsèques de son beau-père, de sa belle-mère : 1 jour ouvré.

3 Le règlement intérieur

Le règlement intérieur est un document écrit obligatoire dans une entreprise d'au moins 20 salariés. Le Code du travail limite son contenu à l'hygiène, la sécurité et la discipline.

Voir schéma page suivante.

RÉDACTION
Le chef d'entreprise

↓

CONSULTATION pour avis
Les délégués du personnel
Le comité d'entreprise
Le comité d'hygiène, de sécurité et des conditions de travail

↓

ENREGISTREMENT
Au secrétariat-greffe du conseil des prud'hommes compétent

↓

EXAMEN pour validation
À l'inspecteur du travail

↓

AFFICHAGE pour information
Permanent, accessible à tous les salariés de l'entreprise

Un extrait d'un règlement intérieur

I. Champ d'application

Le présent règlement s'applique à tous les salariés permanents apprentis, intérimaires qui doivent s'y conformer sans restriction ni réserve.

II. Dispositions relatives à la discipline

Art. 1 – Horaires de travail

Les salariés doivent respecter l'horaire de travail affiché.

Art. 2 – Accès à l'entreprise

Le personnel n'a accès aux locaux de l'entreprise que pour l'exécution de son contrat de travail.

Art. 3 – Sorties pendant les heures de travail

Les sorties doivent être exceptionnelles et justifiées.

III. Hygiène et sécurité

Art. 10 – Hygiène

Il est interdit de pénétrer ou de demeurer dans l'établissement en état d'ivresse ou sous l'emprise de la drogue.

Art. 11 – Sécurité

Les consignes en vigueur dans l'entreprise [...] doivent être strictement respectées. Les salariés sont tenus d'utiliser tous les moyens de protection individuelle ou collective mis à leur disposition (port de casque, gants, bottes, etc.).

IV. Sanctions et protections des salariés

Art. 12 – Sanctions disciplinaires

Tout agissement considéré comme fautif pourra, en fonction de sa gravité, faire l'objet de l'une ou de l'autre des sanctions citées ci-après : avertissement écrit, mise à pied, rétrogradation, mutation disciplinaire, blâme, licenciement.

Art. 13 – Protection des salariés

Toute sanction sera motivée et notifiée par écrit au salarié. En outre, toute sanction sera entourée des garanties de procédures suivantes :

- le salarié sera convoqué par écrit à un entretien préalable par lettre recommandée avec accusé de réception ;
- pour cet entretien, le salarié pourra se faire assister par une personne de l'entreprise ;
- au cours de l'entretien, l'employeur indiquera le motif de la sanction envisagée et recevra les explications du salarié ;
- après l'entretien, l'employeur enverra une notification écrite au salarié relative au motif de sanction par lettre recommandée avec accusé de réception.

La sanction ne peut intervenir moins d'un jour franc ni plus d'un mois après le jour fixé pour l'entretien.

V. Entrée en vigueur du règlement

Art. 15 – Date d'entrée en vigueur

Ce règlement entre en vigueur le 1er juillet 2005. Il a été préalablement affiché, conformément aux dispositions du Code du travail, et déposé au secrétariat du conseil des prud'hommes.

Conformément à l'article L.122-36 du Code du travail, ce règlement a été soumis aux délégués du personnel. Les avis émis par ces derniers ont été adressés à l'inspecteur du travail en même temps que deux exemplaires du règlement.

[...]

Exercice 1 À vous de jouer !

A) Cochez les dispositions du règlement intérieur qui sont illégales.

- ☐ L'état de grossesse doit être déclaré à l'embauche.
- ☐ Le port de bouchons d'oreilles est obligatoire dans l'entreprise.
- ☐ L'interdiction d'être de religion musulmane.
- ☐ Le paiement d'une amende en cas de non-respect du règlement intérieur.
- ☐ L'obligation de porter le badge d'identification.
- ☐ L'interdiction de se marier entre salariés de l'entreprise.
- ☐ L'interdiction de pénétrer dans l'entreprise en état d'ébriété.
- ☐ L'obligation de porter une tenue de sécurité.
- ☐ L'interdiction de fumer dans les locaux.
- ☐ Le respect des horaires affichés.

B) Pour décrypter les mots mystères, retrouvez les lettres dans la grille selon les positions données.

	A	B	C
1	A	V	T
2	O	I	L
3	C	E	N

C1	A1

A3	A2	C3	B1	B3	C3	C1	B2	A2	C3

A3	A2	C2	C2	B3	A3	C1	B2	B1	B3

Exercice 2 QCM

Cochez la ou les bonnes réponses.

1) Quels sont les textes de référence de la législation du travail ?

- ☐ Le Code du travail
- ☐ Le Code de la consommation
- ☐ Les conventions collectives

2) Quelles sont les caractéristiques du règlement intérieur ?

- ☐ C'est un document écrit
- ☐ Il fixe les règles d'hygiène et de sécurité
- ☐ Il interdit de se marier entre salariés de l'entreprise

3) À partir de quel effectif, le règlement intérieur est-il obligatoire ?

- ☐ 10 salariés
- ☐ 20 salariés
- ☐ 50 salariés

4) Quelles sont les personnes qui donnent un avis lors de la rédaction du règlement intérieur ?

- ☐ L'inspecteur du travail
- ☐ Les salariés
- ☐ Les délégués du personnel

5) Que précise le règlement intérieur ?

- ☐ Les règles relatives à l'hygiène
- ☐ Les règles relatives à la sécurité
- ☐ Les règles relatives à la discipline et la défense des salariés en cas de sanction disciplinaire

6) Quelle est la définition d'une convention collective ?

- ☐ Un accord écrit qui traite de la négociation de l'ensemble des conditions d'emploi et de travail des salariés
- ☐ Un accord écrit qui traite de la défense du consommateur
- ☐ Un accord écrit qui engage une personne à mettre son activité à disposition d'une autre personne

7) Quel document améliore les dispositions du Code du travail ?

- ☐ Le règlement intérieur
- ☐ Les conventions collectives
- ☐ Le contrat de travail

8) Qui participe à la négociation des conventions collectives ?

- ☐ Uniquement des représentants syndicaux des salariés
- ☐ Les représentants syndicaux des salariés et des employeurs
- ☐ Les inspecteurs du travail

Exercice 1 À vous de jouer !

A) Cochez les dispositions du règlement intérieur qui sont illégales.

☒ L'état de grossesse doit être déclaré à l'embauche

☒ L'interdiction d'être de religion musulmane

☒ Le paiement d'une amende en cas de non respect du règlement intérieur

☒ L'interdiction de se marier entre salariés de l'entreprise

B) Pour décrypter les mots mystères, retrouvez les lettres dans la grille selon les positions données.

	A	B	C
1	A	V	T
2	O	I	L
3	C	E	N

C1	A1
L	A

A3	A2	C3	B1	B3	C3	C1	B2	A2	C3
C	O	N	V	E	N	T	I	O	N

A3	A2	C2	C2	B3	A3	C1	B2	B1	B3
C	O	L	L	E	C	T	I	V	E

Exercice 2 QCM

1) Quels sont les textes de référence de la législation du travail ?

☒ Le Code du travail

2) Quelles sont les caractéristiques du règlement intérieur ?

☒ C'est un document écrit

☒ Il fixe les règles d'hygiène et de sécurité

3) À partir de quel effectif, le règlement intérieur est-il obligatoire ?

☒ 20 salariés

4) Quelles sont les personnes qui donnent un avis lors de la rédaction du règlement intérieur ?

☒ L'inspecteur du travail

☒ Les délégués du personnel

5) Que précise le règlement intérieur ?

☒ Les règles relatives à l'hygiène

☒ Les règles relatives à la sécurité

☒ Les règles relatives à la discipline et la défense des salariés en cas de sanction disciplinaire

6) Quelle est la définition d'une convention collective ?

☒ Un accord écrit qui traite de la négociation de l'ensemble des conditions d'emploi et de travail des salariés

7) Quel document améliore les dispositions du Code du travail ?

☒ Les conventions collectives

8) Qui participe à la négociation des conventions collectives ?

☒ Les représentants syndicaux des salariés et des employeurs

19

Les contrats de travail

Le contrat de travail qui lie le salarié et l'employeur fixe les conditions de travail.

1 La définition d'un contrat de travail

Il y a contrat de travail quand une personne se met au service d'une autre, sous sa direction et sa subordination, moyennant un salaire. Ce contrat peut être verbal mais l'employeur doit remettre lors de l'embauche un document où doit figurer le nom du salarié, la date et l'heure de l'embauche. Si ce contrat est écrit et exécuté en France il doit être rédigé en français. Un contrat de travail peut être à durée indéterminée ou à durée déterminée.

Les obligations	
Employeur	**Salarié**
- fournir le travail convenu ; - payer le salarié ; - observer la réglementation du travail légale et conventionnelle (convention collective).	- effectuer le travail demandé ; - respecter le règlement intérieur ; - réserver son activité à l'entreprise (travail au noir interdit).

2 Les caractéristiques d'un contrat de travail

Type de contrat	Caractéristiques	Motif de recours à ce type de contrat
CDI : contrat à durée indéterminée	- absence de date de fin de contrat	
CDD : contrat à durée déterminée	- date de début et de fin de contrat ; - motif de l'embauche ; - indemnités compensatrices de congés payés égales à 10 % de la rémunération totale brute perçue ; - indemnités de fin de contrat égales à 10 % de la rémunération totale brute perçue.	- remplacement d'un salarié absent (congé parental, maladie…) ; - accroissement temporaire de l'activité habituelle de l'entreprise ; - travaux temporaires (emplois saisonniers…).

Il doit comporter les informations suivantes :

① Durée des congés payés
② Convention collective
③ Identité du chef d'entreprise
④ Durée de la période d'essai
⑤ Lieu de travail
⑥ Coefficient hiérarchique
⑦ Nature du poste
⑧ Adresse de l'entreprise
⑨ Montant de la rémunération
⑩ Identité et adresse du salarié
⑪ Durée hebdomadaire du travail
⑫ Date de début du contrat
⑬ Préavis

Un exemple de contrat de travail à durée indéterminée

Entreprise d'Électricité
Générale Petiteau
Zone industrielle
2, rue du Pressoir ⑧
49000 Angers

CONTRAT DE TRAVAIL À DURÉE INDÉTERMINÉE

Entre les soussignés :
– M. Petiteau Nicolas agissant en qualité de directeur général, d'une part ③
– M. Lacroix Baptiste demeurant 3, rue de la Paix à Angers 49000, ⑩ d'autre part,

Il a été convenu ce qui suit :

1. L'entreprise d'électricité générale Petiteau engage M. Lacroix à compter du 1er juillet 2012 pour une durée indéterminée. ⑫
2. Il est convenu d'une période d'essai de 2 semaines, du 1er juillet au 13 juillet 2012 inclus, ④ pendant laquelle chacune des parties pourra rompre le contrat sans indemnités ou délai de préavis.
3. M. Lacroix occupera un poste d'électricien ⑦ sur le site d'Angers. ⑤
4. En contrepartie de ses fonctions, M. Lacroix percevra une rémunération mensuelle brute de 1 641,70 euros ⑨ pour un horaire de 35 heures par semaine. ⑪
5. Conformément aux dispositions de la convention collective du 20 février 1989, ② le coefficient hiérarchique est fixé à 332. ⑥
6. Il bénéficiera de 2,5 jours de congés payés par mois de travail. ①

En exécution des dispositions prévues à l'article 5 du règlement intérieur, le présent engagement pourra être résilié à tout moment sans indemnités, par les deux parties, moyennant un préavis de 1 mois. ⑬
M. Lacroix Baptiste s'engage à respecter les clauses du règlement intérieur de l'entreprise.

Fait en double exemplaire

L'intéressé,

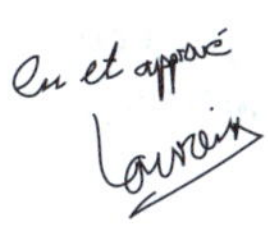

À Angers, le 1er juillet 2012
Nicolas Petiteau, Directeur général

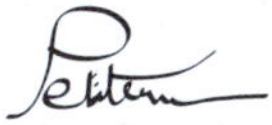

(Signature précédée de la mention manuscrite « Lu et approuvé »)

3 Des contrats d'aide à l'insertion

Nom du contrat	Type de contrat	Caractéristiques
Contrat unique d'insertion (CUI)	CDI ou CDD	C'est un dispositif qui cherche à faciliter l'insertion professionnelle des personnes sans emploi, rencontrant des difficultés sociales et professionnelles d'accès à l'emploi. Le contrat signé prend la forme d'un contrat d'accompagnement à l'emploi (CAE) lorsqu'il s'agit d'un emploi dans le secteur non marchand ou d'un contrat initiative emploi (CIE) lorsqu'il s'agit d'un emploi dans le secteur marchand.
Contrat de professionnalisation	CDD	C'est un contrat de formation en alternance qui s'adresse à tous les jeunes âgés de 16 à 25 ans révolus et aux demandeurs d'emploi âgés de 26 ans et plus. Il associe une formation pratique en relation avec la qualification professionnelle recherchée et une formation théorique dans un centre de formation. Son objectif est de permettre d'acquérir une qualification professionnelle et de favoriser leur insertion ou leur réinsertion professionnelle.
Contrat d'insertion dans la vie sociale (CIVIS)	Contrat d'accompagnement	Ce contrat est conclu avec les missions locales ou les permanences d'accueil, d'information et d'orientation (PAIO). Il s'adresse à des jeunes de 16 à 25 ans révolus rencontrant des difficultés d'insertion professionnelle. L'objectif est d'organiser les actions nécessaires à la réalisation de leur projet d'insertion dans un emploi durable. La durée du contrat est d'un an renouvelable.

4 Les contrats dans le cadre du travail intérimaire

Un salarié sous contrat de travail temporaire est embauché et rémunéré par une entreprise d'intérim qui le met à la disposition d'une entreprise utilisatrice. Lorsqu'une entreprise fait appel à un salarié intérimaire, deux contrats de travail sont signés.

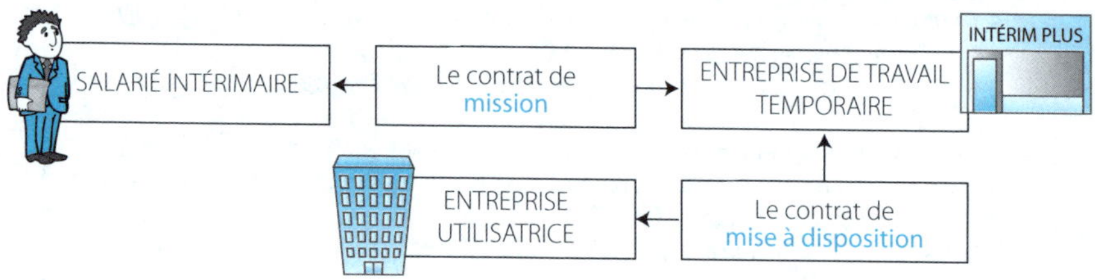

5 La suspension ou la rupture d'un contrat

Sous certaines conditions, par le fait de l'employeur ou du salarié, un contrat de travail peut être suspendu lorsque le salarié quitte temporairement l'entreprise ou rompu lorsqu'il la quitte définitivement.

	Contrat de travail	
Situations	suspendu	rompu
Congé parental	X	
Démission		X

Exercice 1 À vous de jouer !

A) Reliez les informations correspondant à chaque type de contrat.

CDI •
CDD •

- la date de fin de contrat
- le motif de l'embauche
- la durée des congés payés
- le droit à une indemnité de fin de contrat
- la date d'embauche seulement
- le droit à une indemnité de congés payés

B) Renseignez le tableau à l'aide d'une croix.

Situations	Contrat de travail		Fait	
	rompu	suspendu	du salarié	de l'employeur
Licenciement				
Congé de maternité				
Accident du travail				
Départ en retraite				
Mise à pied				

Exercice 2 QCM

Cochez la ou les bonnes réponses.

1) Quelle est la définition d'un contrat de travail ?
- ☐ Un accord qui traite du niveau de formation du salarié
- ☐ Un accord qui traite de la formation professionnelle
- ☐ Un accord par lequel une personne s'engage à mettre son activité à disposition d'une autre personne contre une rémunération

2) Que signifie le sigle CDI ?
- ☐ Contrat à durée illimitée
- ☐ Contrat à durée indéterminée
- ☐ Contrat à durée indéfinie

3) Quelle est la caractéristique du contrat à durée déterminée ?
- ☐ La date de fin de contrat est précisée
- ☐ Le contrat assure la stabilité de l'emploi
- ☐ Le contrat précise uniquement la date d'embauche

4) Quelle est la définition d'un contrat de mission ?
- ☐ Un contrat signé entre une entreprise intérimaire et une entreprise utilisatrice
- ☐ Un contrat signé entre une entreprise intérimaire et un salarié intérimaire
- ☐ Un contrat signé entre deux entreprises intérimaires

5) Quelles sont les obligations du salarié à la signature du contrat de travail ?
- ☐ Respecter le règlement intérieur
- ☐ Observer toutes les consignes et instructions relatives au travail
- ☐ Faire de la concurrence déloyale

6) Qu'est-ce qu'un contrat de professionnalisation ?
- ☐ Un contrat qui s'adresse uniquement aux demandeurs d'emploi de plus de 29 ans
- ☐ Un contrat de formation en alternance qui s'adresse à tous les jeunes âgés de 16 à 20 ans
- ☐ Un contrat de formation en alternance qui s'adresse à tous les jeunes âgés de 16 à 25 ans révolus et aux demandeurs d'emploi âgés de 26 ans et plus

7) Quel est le rôle du contrat unique d'insertion ?
- ☐ Assurer la stabilité de l'emploi pour une durée de dix ans
- ☐ Faciliter le retour à l'emploi des personnes rencontrant des difficultés sociales et professionnelles
- ☐ Faciliter les relations entre salariés et employeurs

8) Quelles situations correspondent à la suspension d'un contrat de travail ?
- ☐ Un licenciement
- ☐ Un congé de maternité
- ☐ Un accident du travail

Exercice 1 À vous de jouer !

A) Reliez les informations correspondant à chaque type de contrat.

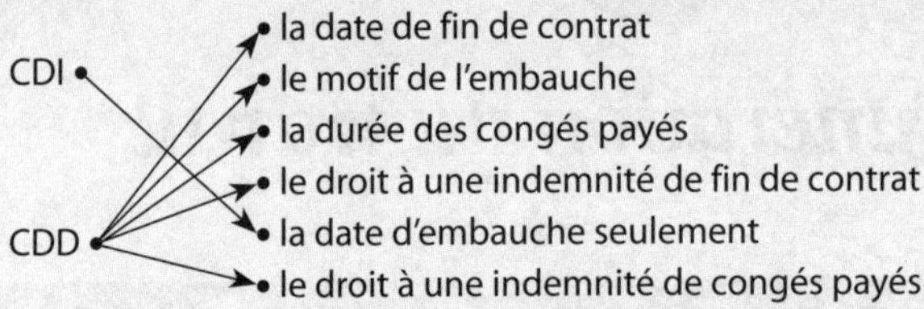

B) Renseignez le tableau à l'aide d'une croix.

Situations	Contrat de travail		Fait	
	rompu	suspendu	du salarié	de l'employeur
Licenciement	X			X
Congé de maternité		X	X	
Accident du travail		X	X	
Départ en retraite	X		X	
Mise à pied		X		X

Exercice 2 QCM

1) Quelle est la définition d'un contrat de travail ?
☒ Un accord par lequel une personne s'engage à mettre son activité à disposition d'une autre personne contre une rémunération

2) Que signifie le sigle CDI ?
☒ Contrat à durée indéterminée

3) Quelle est la caractéristique du contrat à durée déterminée ?
☒ La date de fin de contrat est précisée

4) Quelle est la définition d'un contrat de mission ?
☒ Un contrat signé entre une entreprise intérimaire et salarié intérimaire

5) Quelles sont les obligations du salarié à la signature du contrat de travail ?
☒ Respecter le règlement intérieur
☒ Observer toutes les consignes et instructions relatives au travail

6) Qu'est-ce qu'un contrat de professionnalisation ?
☒ Un contrat de formation en alternance qui s'adresse à tous les jeunes âgés de 16 à 25 ans révolus et aux demandeurs d'emploi âgés de 26 ans et plus

7) Quel est le rôle du contrat unique d'insertion ?
☒ Faciliter le retour à l'emploi des personnes rencontrant des difficultés sociales et professionnelles

8) Quelles situations correspondent à la suspension d'un contrat de travail ?
☒ Un congé de maternité
☒ Un accident du travail

20

La rémunération du travail

Le salaire est la rémunération versée à un salarié en contrepartie du travail fourni.

1 La fixation du montant de la rémunération

• Le montant du salaire

Il est négocié librement entre le salarié et l'employeur, mais il ne doit pas être inférieur au salaire minimum interprofessionnel de croissance (SMIC).

• Le SMIC

Il a été créé pour garantir le pouvoir d'achat aux salariés les plus faiblement rémunérés et leur permettre de participer au développement économique de la nation.
Il est revalorisé tous les ans au mois de janvier en fonction de l'évolution de l'indice des prix à la consommation ou lorsque l'indice de la consommation correspond à une hausse d'au moins 2 %, ou encore lorsque le gouvernement le décide.
Certaines personnes perçoivent un montant inférieur au SMIC :

- les jeunes salariés âgés de moins de 18 ans qui ont moins de six mois de pratique professionnelle dans la branche d'activité ;
- les apprentis et les jeunes salariés en contrat de formation en alternance (contrat d'apprentissage ou de professionnalisation) en fonction de l'âge et de la durée du contrat ;
- les travailleurs handicapés.

Souvent le salaire est fixé par les conventions collectives. Elles établissent des grilles de rémunération précises qui prennent en compte les qualifications, l'ancienneté…

2 Le bulletin de salaire

C'est un document établi mensuellement pour la plupart des salariés :

- il doit être conservé toute la vie ;
- il contient des mentions obligatoires ;
- il constitue un élément de preuve de l'existence du contrat et permet au salarié de faire valoir ses droits sociaux ;
- il renseigne le salarié sur le décompte de sa rémunération ;
- il sert de preuve de paiement.

Exemple de bulletin de salaire d'un salarié en intérim

BULLETIN DE SALAIRE

37INTERIM (1)
21 RUE BOISNET
49000 ANGERS

PÉRIODE DE PAIE : du 01/02/11 au 28/02/11 (5)
N° BULLETIN : 313

(13) **N° SIRET :** 45107775400062 **NAF :** 7820Z
URSSAF : URSSAF ANGERS (2)
N° cotisant :

(3) Monsieur MASETI Rémi

6 RUE DES COLIBRIS
49000 ANGERS

Matricule : 0900238
N° Sécurité Sociale : 1 87 08 49 007 00010
Date d'entrée 21/09/2009
Qualification : MANUTENTIONNAIRE (4)

(10) *Convention collective : Accords nationaux des ETT personnel intérimaire et permanent (art. 124-4-3)*

Libellé	*Nombre ou Base*	*Taux*	*Montant*	*Charges Taux*	*Patronales Montant*
(6) **mission 0902790 du 28/02/11 au 28/02/11**	**MANUTENTIONNAIRE**				
1200 HEURES NORMALES	8,25	(7) 9,000	74,25		
1320 NOMBRE D'HEURES TRAVAILLÉ	8,25				
3010 I.F.M	74,25	10,000	7,43		
3050 CONGÉS PAYÉS	81,68	10,000	8,17		
3500 SALAIRE BRUT DE BASE			(8) **89,85**		
4100 MALADIE TOTALITÉ	89,85	0,850	– 0,76	13,100	11,77
4150 VIEILLESSE PLAFONNÉE	89,85	6,650	– 5,98	8,300	7,47
4160 VIEILLESSE SUR BRUT	89,85			1,600	1,44
4175 ALLOCATION FAMILIALE/BRUT	89,85			5,400	4,85
4180 F.N.A.L.	89,85			0,100	0,09
4190 F.N.A.L. SUR BRUT	89,85		– 2,16	0,400	0,36
4300 ASSÉDIC CHOMAGE	89,85	2,400		4,000	3,59
4330 ACCIDENT DU TRAVAIL	89,85		_ 0,08	3,100	2,07
4400 F.N.G.S.	89,85			0,030	0,03
4420 PRÉVOY. TRA (soumis 8 %)	89,85	0,085		0,075	0,11
4424 CONTRIBUTION BRUT	89,85			0,146	0,13
4425 CONTRIBUTION BRUT	89,85		– 2,70	0,004	
4430 PRÉVOY. TRA (ns 8 %)	89,85		– 0,72	0,280	0,21
4475 RETRAITE INT. N CADRE TRA	89,85	3,000		4,500	4,04
4481 AGFF TRA	89,85	0,800		1,200	1,08
4699 TAXE PATRO. DE PREVOYANCE	0,11			8,000	0,01
4750 TOTAL DES RETENUES			(9) **12,40**		
6800 CSG DÉDUCTIBLE	87,26	5,100	– 4,45		
6999 RDS + CSG Non déductible	87,26	2,900	– 2,53		
8800 NET IMPOSABLE			**73,00**		
9000 NET À PAYER			**70,47**		

NET À PAYER (12) 70,47

(14) Payé le : 15/03/2011 par CHÈQUE (11)

(1) Le nom et l'adresse de l'entreprise dont dépend le salarié
(2) La référence de l'organisme auquel l'employeur verse les cotisations de Sécurité sociale
(3) Le nom et l'adresse du salarié
(4) L'emploi du salarié
(5) La période de travail à laquelle correspond le bulletin de salaire
(6) Le nombre d'heures normales de travail effectuées
(7) Le montant de l'heure normale
(8) Le montant du salaire brut
(9) Le montant des retenues salariales
(10) L'intitulé de la convention collective applicable
(11) Le mode de versement du salaire (chèque, virement…)
(12) Le montant du salaire net
(13) Le numéro SIRET (système informatique du registre des établissements)
(14) La date de paiement du salaire

Le salaire doit être obligatoirement payé par chèque ou virement bancaire ou postal lorsque le montant est supérieur à 1 500 euros/mois. Si la somme est inférieure ou égale, le salaire peut être payé en espèces ou au moyen de dispositifs particuliers tels que le chèque emploi service universel ou le chèque emploi associatif.

Le salaire brut	Nombre d'heures travaillées multiplié par le taux horaire, auquel s'ajoutent les primes.
Le salaire net	Salaire brut diminué des retenues salariales, augmenté éventuellement de certaines indemnités.
Les retenues sociales (cotisations)	Pourcentage du salaire brut conservé par l'employeur et reversé aux organismes sociaux.
Les indemnités	Sommes qui remboursent les dépenses engagées par le salarié pour son travail.
Les primes	Sommes versées au salarié en plus de son salaire à titre de gratification (ancienneté, rendement, qualité du travail…).

Exercice 1 À vous de jouer !

Retrouvez les mots à l'aide des définitions puis les surlignez dans la grille. Une lettre peut servir deux fois.

1. Montant du salaire qui ne doit pas lui être inférieur
2. Constitue un élément de preuve du contrat
3. Somme versée au salarié en fonction de la qualité de son travail
4. Assurance qui correspond à une cotisation salariale
5. Sommes qui remboursent les dépenses engagées par le salarié pour son travail
6. Salaire versé à un salarié en contrepartie de son travail

A	E	B	U	L	L	E	T	I	N	R
I	V	I	E	I	L	L	E	S	S	E
C	N	O	P	Q	U	E	J	U	S	M
O	N	D	E	E	E	R	T	I	P	U
M	C	E	E	B	G	A	D	O	I	N
N	D	F	C	M	M	A	A	H	T	E
B	R	I	R	E	N	C	T	U	O	R
A	I	R	T	Y	P	I	E	T	I	A
L	P	R	I	M	E	E	T	T	T	T
L	E	Z	R	A	M	T	S	E	U	I
O	A	X	B	K	H	R	I	L	S	O
N	S	M	I	C	N	T	R	U	A	N

Exercice 2 QCM

Cochez la ou les bonnes réponses.

1) Que signifie le sigle SMIC ?
- ☐ Salaire maximum interprofessionnel de croissance
- ☐ Salaire minimum d'insertion commune
- ☐ Salaire minimum interprofessionnel de croissance

2) À quel moment le SMIC est-il revalorisé ?
- ☐ Tous les ans au mois de janvier
- ☐ Tous les ans au mois de juillet
- ☐ Lorsque l'indice national des prix à la consommation est en hausse d'au moins 2 %

3) Quelle est la définition du salaire brut ?
- ☐ La somme qui rembourse les dépenses engagées par le salarié pour son travail
- ☐ Le nombre d'heures travaillées multiplié par le taux horaire, auquel s'ajoutent les primes
- ☐ Le nombre d'heures effectuées en plus de la durée légale du travail

4) Quelles sont les retenues salariales ?
- ☐ L'assurance maladie
- ☐ L'accident du travail
- ☐ L'assurance chômage

5) Quelles sont les retenues patronales ?
- ☐ L'assurance vieillesse
- ☐ L'assurance veuvage
- ☐ Les allocations familiales

6) Quelle est la signification du sigle CSG ?
- ☐ Contribution santé généralisée
- ☐ Contribution sociale généralisée
- ☐ Contribution supérieure garantie

7) Combien de temps doit-on conserver un bulletin de salaire ?
- ☐ 10 ans
- ☐ 20 ans
- ☐ Sans limitation de durée

8) À partir de quel montant, le salaire doit-il être payé obligatoirement par chèque ou virement bancaire ?
- ☐ 1 100 euros
- ☐ 1 300 euros
- ☐ 1 500 euros

Exercice 1 À vous de jouer !

Retrouvez les mots à l'aide des définitions puis les surlignez dans la grille. Une lettre peut servir deux fois.

A	E	B	U	L	L	E	T	I	N	R
I	V	I	E	I	L	L	E	S	S	E
C	N	O	P	Q	U	E	J	U	S	M
O	N	D	E	E	E	R	T	I	P	U
M	C	E	E	B	G	A	D	O	I	N
N	D	F	C	M	M	A	A	H	T	E
B	R	I	R	E	N	C	T	U	O	R
A	I	R	T	Y	P	I	E	T	I	A
L	P	R	I	M	E	E	T	T	T	T
L	E	Z	R	A	M	T	S	E	U	I
O	A	X	B	K	H	R	I	L	S	O
N	S	M	I	C	N	T	R	U	A	N

Exercice 2 QCM

1) Que signifie le sigle SMIC ?
☒ Salaire minimum interprofessionnel de croissance

2) À quel moment le SMIC est-il revalorisé ?
☒ Tous les ans au mois de janvier
☒ Lorsque l'indice national des prix à la consommation est en hausse d'au moins 2 %

3) Quelle est la définition du salaire brut ?
☒ Le nombre d'heures travaillées multiplié par le taux horaire, auquel s'ajoutent les primes

4) Quelles sont les retenues salariales ?
☒ L'assurance maladie
☒ L'assurance chômage

5) Quelles sont les retenues patronales ?
☒ L'assurance vieillesse
☒ Les allocations familiales

6) Quelle est la signification du sigle CSG ?
☒ Contribution sociale généralisée

7) Combien de temps doit-on conserver un bulletin de salaire ?
☒ Sans limitation de durée

8) À partir de quel montant, le salaire doit-il être payé obligatoirement par chèque ou virement bancaire ?
☒ 1 500 euros

21

Les instances représentatives des personnels dans l'entreprise

Les salariés peuvent être représentés dans l'entreprise par plusieurs instances, structures chargées d'assurer leur défense et donner leur avis sur des questions relatives à l'entreprise.

1 Les délégués du personnel et le comité d'entreprise

	Délégués du personnel (DP)	Comité d'entreprise (CE)
Effectif de l'entreprise	- Obligatoire dans les entreprises de **11 salariés et plus**	- Obligatoire dans les entreprises de **50 salariés et plus**
Composition	- Des représentants du personnel élus pour 4 ans et dont le nombre varie selon l'effectif de l'entreprise	- Le chef d'établissement - Des représentants du personnel élus pour 4 ans et dont le nombre varie selon l'effectif de l'entreprise - Des représentants syndicaux désignés par les organisations syndicales
Missions	- Présenter aux employeurs toutes les réclamations individuelles ou collectives - Veiller au respect de la réglementation du travail pour tout ce qui concerne les conditions d'emploi et de travail des salariés. - Saisir l'inspecteur du travail de toutes plaintes et observations du personnel - Donner son avis sur le règlement intérieur	- Être informé et consulté sur l'évolution de l'emploi, les conditions de travail, la formation professionnelle, les modifications dans l'organisation de l'entreprise - Gérer des activités culturelles et sociales - Donner son avis sur le règlement intérieur

Un exemple d'extrait de Compte rendu de Délégués du personnel

1. **Règlement intérieur** : Lecture et approbation du règlement intérieur.
2. **Chaleur en mezzanine Rouge** : - Climatisation pas suffisamment puissante d'où une température élevée et plaintes des salariés.

Réponse direction : une étude va être réalisée pour chiffrer le montant d'une éventuelle climatisation, en attendant des rideaux d'occultation des fenêtres de toit vont être achetés.

3. **Fontaine à eau** : - Demande d'installation de fontaines à eau dans la salle de pause.

Réponse direction : une entreprise a été contactée pour une installation prévue courant juillet.

4. **Promotions M. TURIN** : Absence de proposition d'entretien pour M. TURIN ce qui laisse planer un doute sur la rigueur et la transparence de l'exercice de promotions individuelles.

Réponse direction : M. TURIN n'est pas le seul à ne pas avoir bénéficié d'entretien. Dans le cadre de ces entretiens l'arbitrage revient à la direction.

Les délégués du personnel : P POISSON – T CALOT – L OULOT – S BECHU –

2 Les syndicats

Le Code du travail précise : « Tout salarié, quel que soit son sexe, son âge, sa nationalité, peut librement adhérer au syndicat de son choix. »
Un syndicat est un groupement de personnes qui se constitue librement dans le cadre d'une activité professionnelle donnée, pour défendre les intérêts des salariés.

• Les attributions des syndicats

- faire respecter la législation du travail : les syndicats assistent ou représentent les salariés devant les conseils des prud'hommes ;
- négocier les conventions collectives : la loi attribue aux syndicats représentatifs des salariés le monopole de la négociation des conventions collectives ;
- revendiquer : ils jouent un rôle important dans le déclenchement des grèves et leur déroulement ;
- désigner un délégué syndical dans les entreprises employant au moins 50 salariés qui animera la section syndicale.

• Les syndicats représentatifs

Un syndicat est dit représentatif si son importance le rend apte à représenter les intérêts des travailleurs et à parler en leur nom. Les critères de la représentativité sont les effectifs, l'indépendance, les cotisations, l'expérience et l'ancienneté du syndicat.
Quelques syndicats représentatifs des salariés :

CGT	Confédération générale du travail
CFDT	Confédération française démocratique du travail
FO	Force ouvrière
CFTC	Confédération française des travailleurs chrétiens

Exercice 1 À vous de jouer !

A) Repérez les attributions des délégués du personnel (DP) et du comité d'entreprise (CE) en cochant les cases correspondantes.

Rôles	DP	CE
Saisir l'inspecteur du travail lorsque des plaintes ou des observations ont été présentées par des salariés		
Présenter les réclamations individuelles des salariés concernant le salaire		
Gérer les activités culturelles		
Défendre un salarié dans le cadre d'un litige qui l'oppose à l'employeur		
Gérer les activités sociales		
Présenter les réclamations collectives des salariés concernant l'hygiène, la sécurité et la législation du travail		
Donner son avis sur le règlement intérieur		

B) À partir des lettres suivantes, reconstituez le mot caché.

N	D	C	T	Y	S	I	A

Exercice 2 QCM

Cochez la ou les bonnes réponses.

1) À partir de combien de salariés la présence de délégués du personnel est-elle obligatoire ?
- ☐ 10
- ☐ 11
- ☐ 20

2) À partir de combien de salariés la présence d'un comité d'entreprise est-elle obligatoire ?
- ☐ 10
- ☐ 25
- ☐ 50

3) Quelle est la durée du mandat des délégués du personnel et des membres du comité d'entreprise ?
- ☐ 2 ans
- ☐ 4 ans
- ☐ 6 ans

4) Qu'est ce qui détermine le nombre de délégués du personnel et le nombre des membres au comité d'entreprise ?
- ☐ Le chef d'entreprise
- ☐ Le nombre de salariés dans l'entreprise
- ☐ Les salariés

5) Quels sont les membres qui constituent le comité d'entreprise ?
- ☐ Les représentants du personnel élus, les représentants syndicaux et le chef d'établissement seulement
- ☐ Les représentants du personnel élus uniquement
- ☐ Les représentants du personnel élus et les représentants syndicaux

6) Quels sont les rôles des délégués du personnel ?
- ☐ Gérer les activités culturelles
- ☐ Donner son avis sur le règlement intérieur
- ☐ Présenter les réclamations individuelles des salariés concernant le salaire

7) Quels sont les syndicats ?
- ☐ FO
- ☐ CFDT
- ☐ CGT

8) Quel est le rôle des syndicats ?
- ☐ Assurer la défense des intérêts des salariés
- ☐ Défendre leurs intérêts personnels
- ☐ Gérer les activités culturelles

21 corrigés

Exercice 1 À vous de jouer !

A) Repérez les attributions des délégués du personnel (DP) et du comité d'entreprise (CE) en cochant les cases correspondantes.

Rôles	DP	CE
Saisir l'inspecteur du travail lorsque des plaintes ou des observations ont été présentées par des salariés	X	
Présenter les réclamations individuelles des salariés concernant le salaire	X	
Gérer les activités culturelles		X
Défendre un salarié dans le cadre d'un litige qui l'oppose à l'employeur	X	
Gérer les activités sociales		X
Présenter les réclamations collectives des salariés concernant l'hygiène, la sécurité et la législation du travail	X	
Donner son avis sur le règlement intérieur	X	X

B) À partir des lettres suivantes, reconstituez le mot caché.

N	D	C	T	Y	S	I	A
S	Y	N	D	I	C	A	T

Exercice 2 QCM

1) À partir de combien de salariés la présence de délégués du personnel est-elle obligatoire ?

☒ 11

2) À partir de combien de salariés la présence d'un comité d'entreprise est-elle obligatoire ?

☒ 50

3) Quelle est la durée du mandat des délégués du personnel et des membres du comité d'entreprise ?

☒ 4 ans

4) Qu'est ce qui détermine le nombre de délégués du personnel et le nombre des membres au comité d'entreprise ?

☒ Le nombre de salariés dans l'entreprise

5) Quels sont les membres qui constituent le comité d'entreprise ?

☒ Les représentants du personnel élus, les représentants syndicaux et le chef d'établissement seulement

6) Quels sont les rôles des délégués du personnel ?

☒ Donner son avis sur le règlement intérieur

☒ Présenter les réclamations individuelles des salariés concernant le salaire

7) Quels sont les syndicats ?

☒ FO

☒ CFDT

☒ CGT

8) Quel est le rôle des syndicats ?

☒ Assurer la défense des intérêts des salariés

22

Les structures de défense, de protection et de contrôle

Plusieurs structures existent pour assurer la protection et la défense des salariés.

1 Le conseil des prud'hommes

C'est un tribunal composé en nombre égal de représentants des salariés et des employeurs appelés conseillers prud'homaux. Ce sont des juges non professionnels élus pour cinq ans par les salariés, les demandeurs d'emploi et les employeurs.

A Le rôle du conseil des prud'hommes

Le conseil des prud'hommes règle les litiges individuels qui surviennent entre salariés ou apprentis et employeurs, à l'occasion du contrat de travail ou d'apprentissage.
Exemples : les litiges concernant le paiement des salaires et des primes ou l'indemnité de départ d'un salarié, les litiges relatifs aux congés payés, les licenciements individuels, le non-respect d'une clause de non-concurrence ou de la durée légale du préavis de départ par le salarié.

B La procédure

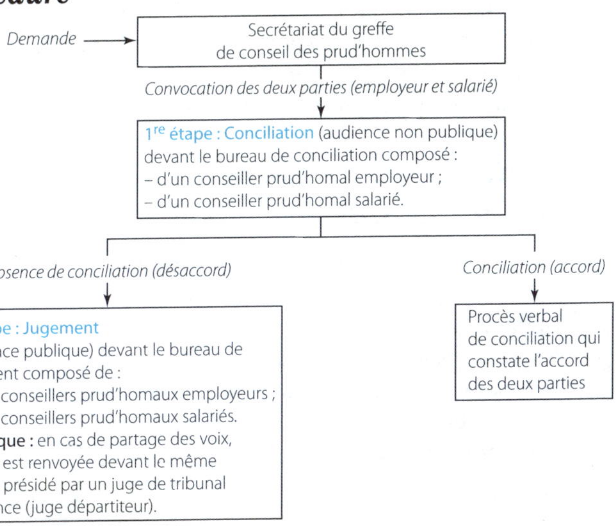

2 Le comité d'hygiène de sécurité et des conditions de travail

Le CHSCT est obligatoire dans toutes les entreprises d'au moins 50 salariés.

A La composition du CHSCT

Le CHSCT est composé des personnes suivantes :
- le chef d'établissement ou son représentant ;
- les représentants du personnel élus pour 2 ans (leur nombre varie avec le nombre de salariés dans l'entreprise) ;
- des membres avec voix consultative (médecin du travail, ingénieur conseil de la caisse d'assurance retraite et de santé au travail (CARSAT), inspecteur du travail…).

B Le rôle

Son rôle est :
- d'analyser les risques professionnels, les causes des accidents du travail ;
- de donner son avis sur le règlement intérieur ;
- …

3 L'inspection du travail

C'est un service public qui représente l'État dans les relations de travail. L'inspecteur a pour rôles :
- de contrôler l'application de la législation du travail ;
- d'arbitrer les conflits de travail ;
- d'autoriser les licenciements des représentants du personnel ;
- de vérifier la conformité du règlement intérieur ;
- de décider de l'aménagement du temps de travail, du recours au chômage partiel, des horaires individualisés… ;
- de sanctionner les entreprises lors d'une infraction à la législation.

4 Le service de prévention de la Caisse d'assurance retraite et de santé au travail (CARSAT)

Le service prévention de la CARSAT a pour but :
- de réduire le nombre et la gravité des accidents de travail et des maladies professionnelles ;
- d'améliorer les conditions de travail des salariés.

Il dispose de moyens humains dont le contrôleur CARSAT qui assure une fonction d'information, de conseil et de formation sur les risques professionnels dans les entreprises.

5 Le service de santé au travail

Suivant l'importance de l'entreprise, le service de santé au travail peut être propre à une seule entreprise ou commun à plusieurs. C'est un service assuré par un ou plusieurs médecins du travail. Ce dernier a un rôle exclusivement préventif. Il consacre :

- 2/3 de son temps au suivi de l'état de santé des salariés (exemple : visites médicales périodiques tous les 24 mois…) ;
- 1/3 de son temps à mener des actions de prévention sur les lieux de travail (exemple : analyse des postes de travail…).

6 Le Défenseur des droits

Depuis le 1er mai 2011, le Défenseur des droits, autorité constitutionnelle indépendante, remplace la Haute Autorité de lutte contre les discriminations et l'égalité (HALDE). Il est nommé pour 6 ans par le président de la République et assume entre autre, les rôles et les missions antérieurement dévolues à la HALDE (accompagner les personnes victimes de discriminations, les aider à constituer leur dossier et à trouver la procédure la plus appropriée pour se défendre).

Il peut être saisi gratuitement par toute personne se considérant victime d'une discrimination, en lui faisant parvenir par courrier postal les éléments de réclamation à l'adresse suivante : Le Défenseur des droits, 7 rue St Florentin 75008 Paris ou par voie électronique (les pièces justificatives devant être envoyées par courrier postal).

Ses délégués territoriaux recueillent les réclamations des citoyens partout en France ; il peut également être averti par les associations de défense des droits et de lutte contre les discriminations.

Exercice 1 À vous de jouer !

Complétez les mots croisés à l'aide des définitions suivantes.

Verticalement

1. Traitement inégal et défavorable appliqué à certaines personnes
2. Étape qui suit la conciliation en cas de désaccord lors d'un recours au conseil des prud'hommes
3. Il est obligatoire dans les entreprises de plus de 50 salariés
4. Une forme de discrimination au travail
5. Le conseil des prud'hommes les règle

Horizontalement

A. Veille à la santé des salariés dans l'entreprise

B. Adjectif qualificatif donné aux visites médicales obligatoires tous les 24 mois dans le cadre du travail

C. Doit être formulée au secrétariat greffe du conseil des prud'hommes en cas de litige avec un employeur

D. Première étape, après avoir formulé un recours au conseil des prud'hommes

E. Remplace la HALDE

Exercice 2 QCM

Cochez la ou les bonnes réponses.

1) Quels sont les rôles de l'inspecteur du travail ?

- ☐ Verbaliser en cas de non-respect de la législation
- ☐ S'assurer de l'aptitude médicale des salariés
- ☐ Contrôler l'application du droit du travail

2) À partir de combien de salariés un CHSCT est-il obligatoire ?

- ☐ 25 salariés
- ☐ 50 salariés
- ☐ 75 salariés

3) Quelles sont les missions du CHSCT ?

- ☐ Contribuer à l'amélioration des postes de travail
- ☐ Donner son avis sur le règlement intérieur de l'entreprise
- ☐ Analyser les causes lors d'un accident du travail

4) Quelles sont les missions du médecin du travail ?

- ☐ Suivre l'état de santé des salariés
- ☐ Mener des actions sur le milieu du travail
- ☐ Prescrire des traitements aux salariés

5) Quelles sont les missions du contrôleur sécurité de la caisse d'assurance retraite et de santé au travail (CARSAT) ?

- ☐ Contrôler les entreprises sur la maîtrise des risques professionnels
- ☐ Informer et former les entreprises sur la maîtrise des risques professionnels
- ☐ Verbaliser les entreprises en cas de non-respect des règles de sécurité

6) Quel est le rôle du conseil des prud'hommes ?

- ☐ Régler les litiges individuels qui surviennent entre salariés ou apprentis et employeurs
- ☐ Régler les litiges collectifs dans une entreprise
- ☐ Régler les problèmes liés à la grève dans une entreprise

7) Qu'est ce qu'une discrimination au travail ?

- ☐ Le traitement inégal et défavorable appliqué à certaines personnes
- ☐ Le fait d'obtenir une sanction inscrite au règlement intérieur
- ☐ Le fait d'obtenir une promotion dans l'entreprise

8) Quel est le rôle du Défenseur des droits ?

- ☐ Contribuer à l'amélioration des postes de travail
- ☐ Verbaliser en cas de non-respect de la législation
- ☐ Lutter contre toutes les formes de discriminations

22 corrigés

Exercice 1 À vous de jouer !

Complétez les mots croisés à l'aide des définitions suivantes.

	A M	E	1 D	E	C	I	N		D	U		T	4 R	A	V	A	I	L				
			I										A									
			S										C									
			3 C	H	S	C	T						I									
			R					2 J					S									
B P	E	R	I	O	D	I	Q	U	E	S			M									
			M					G					E									
			I					E														
			N			C D	E	M	A	N	D	E										
			A					E							5 L							
			T			D C	O	N	C	I	L	I	A	T	I	O	N					
			I					T							T							
			O												I							
			N												G							
															E							
			E D	E	F	E	N	S	E	U	R		D	E	S		D	R	O	I	T	S

Exercice 2 QCM

1) Quels sont les rôles de l'inspecteur du travail ?

☒ Verbaliser en cas de non-respect de la législation

☒ Contrôler l'application du droit du travail

2) À partir de combien de salariés un CHSCT est-il obligatoire ?

☒ 50 salariés

3) Quelles sont les missions du CHSCT ?

☒ Contribuer à l'amélioration des postes de travail

☒ Donner son avis sur le règlement intérieur de l'entreprise

☒ Analyser les causes lors d'un accident du travail

4) Quelles sont les missions du médecin du travail ?

☒ Suivre l'état de santé des salariés

☒ Mener des actions sur le milieu du travail

5) Quelles sont les missions du contrôleur sécurité de la caisse d'assurance retraite et de santé au travail (CARSAT) ?

☒ Contrôler les entreprises sur la maîtrise des risques professionnels

☒ Informer et former les entreprises sur la maîtrise des risques professionnels

6) Quel est le rôle du conseil des prud'hommes ?

☒ Régler les litiges individuels qui surviennent entre salariés ou apprentis et employeurs

7) Qu'est ce qu'une discrimination au travail ?

☒ Le traitement inégal et défavorable appliqué à certaines personnes

8) Quel est le rôle du Défenseur des droits ?

☒ Lutter contre toutes les formes de discriminations

23

La surveillance de la santé du salarié

L'activité professionnelle nécessite une surveillance régulière de la santé du salarié.

1 Les examens médicaux

Le médecin du travail réalise différents examens médicaux obligatoires.

Nom	Fréquence		Objectifs
Visite d'embauche	avant l'expiration de la période d'essai		- rechercher si le salarié n'est pas atteint d'une affection dangereuse pour les autres travailleurs ; - vérifier qu'il est médicalement apte au poste de travail auquel l'employeur envisage de l'affecter.
Visites périodiques	au moins tous les 24 mois		- s'assurer du maintien de l'aptitude du salarié au poste de travail occupé ; - dépister les maladies dont pourrait être atteint le salarié.
Visite de reprise du travail	après une absence pour cause de maladie professionnelle	lors de la reprise du travail, et, au plus tard, dans un délai de 8 jours	- apprécier l'aptitude du salarié à reprendre son emploi, la nécessité d'une adaptation des conditions de travail ou d'une réadaptation.
	après une absence d'au moins 8 jours pour accident du travail		
	après une absence d'au moins 21 jours pour maladie, ou accident non professionnel		
	après un congé de maternité		
	en cas d'absences répétées pour raisons de santé		
Visite de surveillance médicale renforcée	pour certains salariés (ex. : âgés de moins de 18 ans, affectés à certains travaux, handicapés…)	renouvelée au moins tous les ans	- rechercher si le salarié n'est pas atteint d'une affection dangereuse pour les autres travailleurs ; - vérifier qu'il est médicalement apte au poste de travail auquel l'employeur envisage de l'affecter.

2 Les vaccinations

A Les vaccinations obligatoires

Trois vaccins sont obligatoires en France pour lutter contre ces trois maladies :
- la poliomyélite ;
- le tétanos ;
- la diphtérie.

Dans certaines professions, d'autres vaccinations peuvent être obligatoires en fonction des risques professionnels évalués par le médecin du travail.

Maladies	Exemples de professions ou d'établissements
Diphtérie, tétanos, hépatite B, poliomyélite	Établissements pour l'enfance et la jeunesse handicapée, de garde d'enfants d'âge préscolaire, services sanitaires de maintien à domicile, services de médecine du travail…
Tuberculose (BCG)	Professions à caractère sanitaire ou social ; assistante maternelle…

B Le principe de la vaccination

	VACCIN
Composition	Micro-organismes tués ou ayant perdu leur pouvoir pathogène
Mode d'action	Production d'anticorps spécifiques par certains globules blancs (les lymphocytes B)
Durée d'action	Durable (5 à 10 ans) avec nécessité de faire des rappels
Rôle	Préventif

Exercice 1 À vous de jouer !

Complétez les mots croisés à l'aide des définitions suivantes.

Verticalement

1. Protège contre les maladies
2. Qualificatif donné aux visites médicales obligatoires tous les 24 mois
3. Qualificatif donné à la surveillance médicale obligatoire pour les femmes enceintes
4. Personne qui réalise les examens médicaux dans le cadre de l'entreprise

Horizontalement

A. Dans un vaccin, ils sont tués ou ont perdu leur pouvoir pathogène

B. Produit par les globules blancs lors de l'injection d'un vaccin

C. Périodicité minimum de la surveillance médicale renforcée

D. Maladie dont le salarié est protégé par la vaccination obligatoire

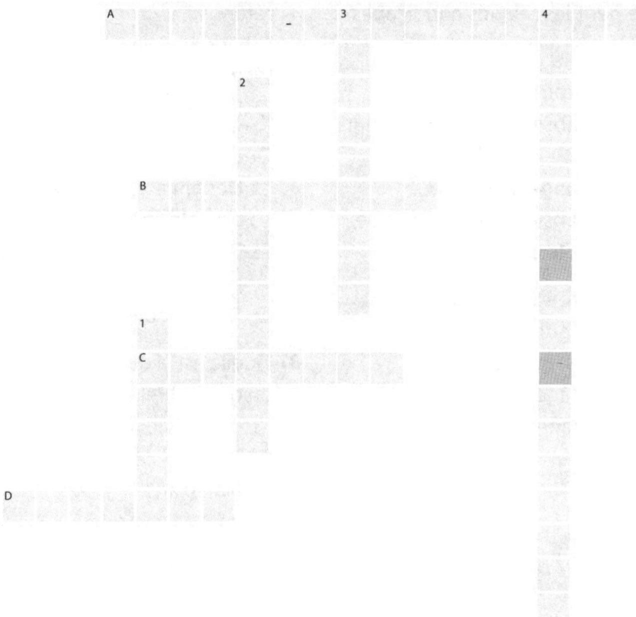

Exercice 2 QCM

Cochez la ou les bonnes réponses.

1) Qui réalise les examens médicaux obligatoires dans le cadre du travail ?
- ☐ Le médecin du travail
- ☐ L'inspecteur du travail
- ☐ Le médecin généraliste

2) Quels sont les salariés concernés par la surveillance médicale en entreprise ?
- ☐ Seulement les femmes enceintes
- ☐ Tous les salariés
- ☐ Seulement les salariés handicapés

3) Dans quel cas, la visite de reprise est-elle obligatoire ?
- ☐ Après une absence de 8 jours pour maladie
- ☐ Après un congé maternité
- ☐ Après une absence pour cause de maladie professionnelle

4) Qui est concerné par la visite de surveillance médicale renforcée ?
- ☐ Les femmes enceintes
- ☐ Les salariés âgés de moins de 18 ans
- ☐ Tous les salariés

5) Quels sont les trois vaccins obligatoires en France ?
- ☐ Vaccin contre le tétanos – grippe – hépatite
- ☐ Vaccin contre la tuberculose – grippe – diphtérie
- ☐ Vaccin contre le tétanos – diphtérie – poliomyélite

6) Quel est le rôle du vaccin contre le tétanos ?
- ☐ Guérir de la maladie
- ☐ Protéger contre toutes les maladies
- ☐ Protéger contre le risque du tétanos

7) Que contient un vaccin ?
- ☐ Des anticorps fabriqués par d'autres organismes
- ☐ Des micro-organismes tués ou ayant perdu leur pouvoir pathogène
- ☐ Des globules rouges

8) Quelle est la durée d'action d'un vaccin en général ?
- ☐ 12 mois
- ☐ 1 an
- ☐ 5 à 10 ans

Exercice 1 À vous de jouer !
Complétez les mots croisés à l'aide des définitions suivantes.

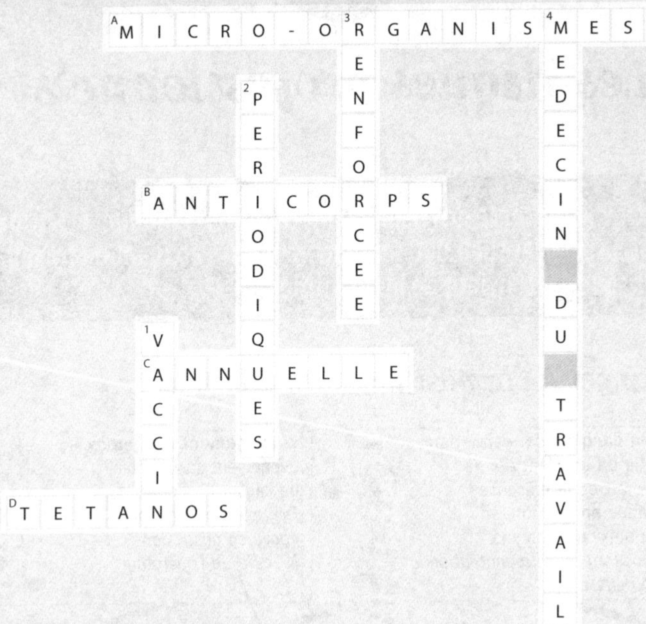

Exercice 2 QCM

1) Qui réalise les examens médicaux obligatoires dans le cadre du travail ?
☒ Le médecin du travail

2) Quels sont les salariés concernés par la surveillance médicale en entreprise ?
☒ Tous les salariés

3) Dans quel cas, la visite de reprise est-elle obligatoire ?
☒ Après un congé maternité
☒ Après une absence pour cause de maladie professionnelle

4) Qui est concerné par la visite de surveillance médicale renforcée ?
☒ Les femmes enceintes
☒ Les salariés âgés de moins de 18 ans

5) Quels sont les trois vaccins obligatoires en France ?
☒ Vaccin contre le tétanos – diphtérie – poliomyélite

6) Quel est le rôle du vaccin contre le tétanos ?
☒ Protéger contre le risque du tétanos

7) Que contient un vaccin ?
☒ Des micro-organismes tués ou ayant perdu leur pouvoir pathogène

8) Quelle est la durée d'action d'un vaccin en général ?
☒ 5 à 10 ans

24

Les risques professionnels

L'activité de travail présente des risques : mécanique, chimique, électrique… Actuellement 38 salariés sur 1 000 sont victimes d'un accident de travail. Afin de prévenir ces risques, il convient de les identifier.

1 Du danger à l'apparition d'un dommage

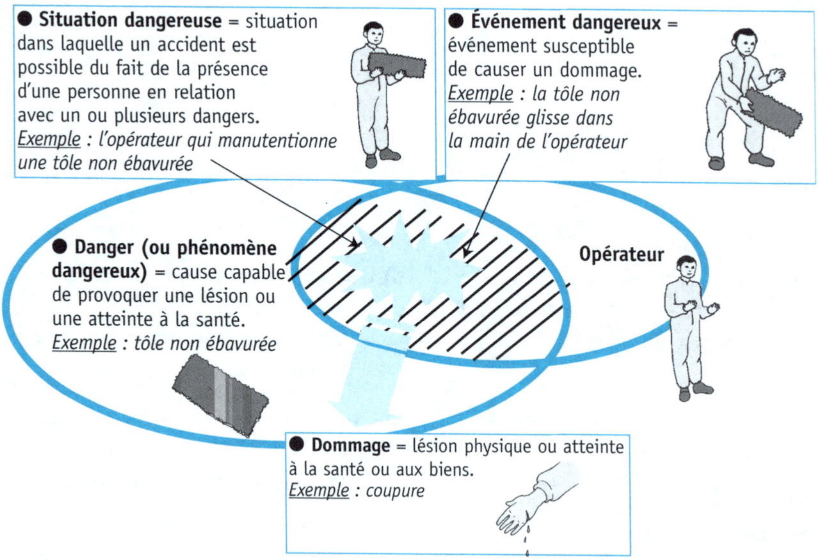

2 Des exemples de situations de travail

Situation	Danger	Situation dangereuse	Événement dangereux	Dommages possibles
Déplacements fréquents 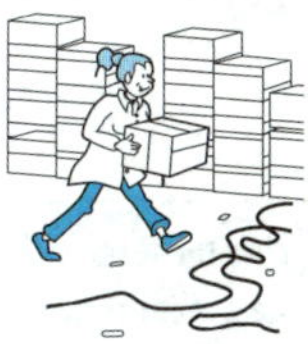	Aire de circulation encombrée par un câble	L'opérateur se déplace en portant une charge sur une aire de circulation encombrée	L'opérateur se prend les pieds dans le câble	Fracture Plaie ...
Soudure à l'arc 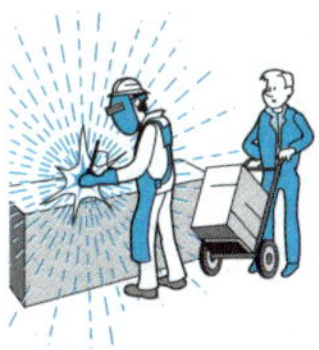	Arc électrique	L'opérateur se déplace près d'un opérateur qui soude	L'opérateur passe en regardant en direction de l'arc électrique	Picotement Brûlure ...

3 Les niveaux de prévention

Pour **éviter** ou **supprimer** les risques d'accidents du travail et de maladies professionnelles, il existe des mesures de prévention classées par niveau :

niveau ① = prévention intrinsèque : il correspond à la suppression ou la réduction du danger (exemples : automatisation d'un système, remplacement d'un produit dangereux par un produit moins dangereux…).

niveau ② = protection collective et individuelle : il correspond aux moyens de protection collective (exemples : la ventilation, un carter de protection…) et aux moyens de protection individuelle (exemples : les bouchons d'oreille, les lunettes de meulage…).

niveau ③ = information et formation de l'opérateur : il correspond à la formation (exemples : formation à la prévention des risques liés à l'activité physique, formation aux gestes de premiers secours…) et l'information (exemples : affiches sur les méfaits du bruit, plan d'évacuation en cas d'incendie…).

Exemple emprunté à la vie quotidienne

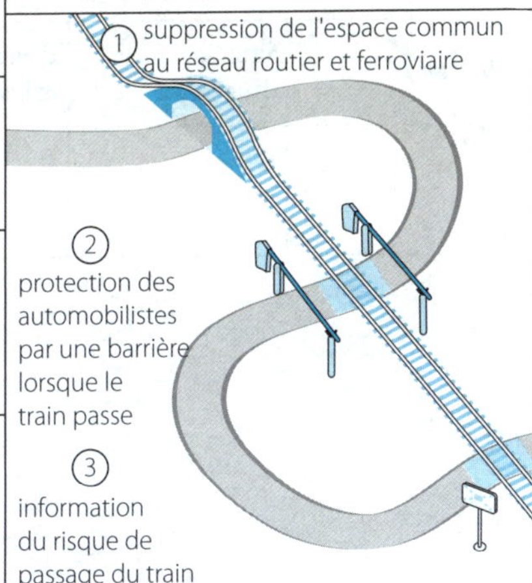

Exercice 1 À vous de jouer !
Renseignez les deux tableaux ci-dessous.

Situation 1

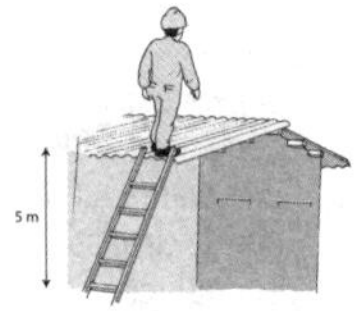

Danger	Situation dangereuse	Événement dangereux	Dommage possible	Une mesure de prévention

Situation 2

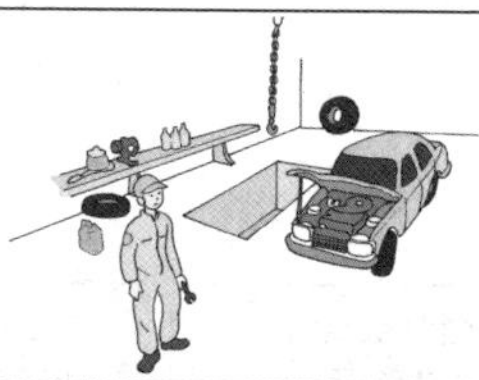

Danger	Situation dangereuse	Événement dangereux	Dommage possible	Une mesure de prévention

Exercice 2 QCM

Cochez la ou les bonnes réponses.

1) Quelle est la définition d'un danger ?
- ☐ Une lésion et/ou une atteinte à la santé
- ☐ Un événement susceptible de causer un dommage pour la santé
- ☐ Une cause capable de provoquer une lésion ou une atteinte à la santé

2) Comment qualifie-t-on l'expression « l'opérateur utilise une perceuse avec un fil dénudé sous tension » ?
- ☐ Un danger
- ☐ Un événement dangereux
- ☐ Une situation dangereuse

3) Quelle est la définition d'un événement dangereux ?
- ☐ Une cause capable de provoquer une lésion ou une atteinte à la santé
- ☐ Une situation dans laquelle une personne est exposée à un ou plusieurs dangers
- ☐ Un événement susceptible de causer un dommage pour la santé

4) Quelle est la définition d'un dommage ?
- ☐ Une cause capable de provoquer une lésion ou une atteinte à la santé
- ☐ Un événement susceptible de causer un dommage pour la santé
- ☐ Une lésion et/ou une atteinte à la santé

5) Quels sont les principes de la prévention intrinsèque ?
- ☐ Supprimer le danger
- ☐ Réduire le danger
- ☐ Informer et former l'opérateur

6) Quel est l'exemple de mesure de protection individuelle ?
- ☐ Un tablier de soudure
- ☐ Une ventilation
- ☐ Un témoin lumineux

7) Quel est l'exemple de mesure de protection collective ?
- ☐ Des gants
- ☐ Un masque respiratoire
- ☐ Un « coup-de-poing » (arrêt d'urgence)

8) Quelle est la prévention la plus efficace ?
- ☐ La prévention collective et individuelle
- ☐ La prévention intrinsèque
- ☐ La formation et l'information des opérateurs

Exercice 1 À vous de jouer !

Renseignez les tableaux ci-dessous.

Situation 1

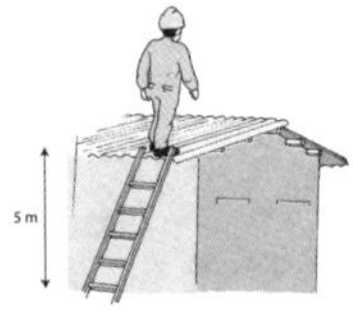

Danger	Situation dangereuse	Événement dangereux	Dommage possible	Une mesure de prévention
Toiture en fibrociment à 5 mètres de hauteur	L'opérateur monte sur la toiture située à 5 mètres de hauteur	L'opérateur glisse	Mort Fractures	Dispositif de circulation (planche, échelle, plate-forme) Un filet de sécurité placé en sous toiture Utilisation de harnais

Situation 2

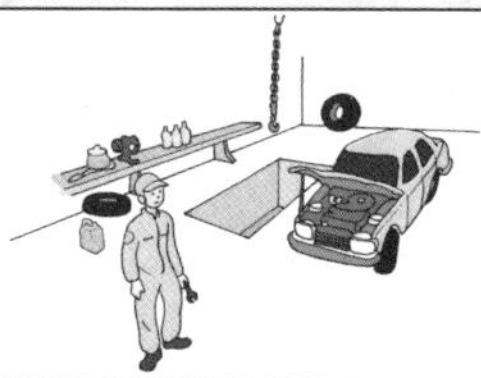

Danger	Situation dangereuse	Événement dangereux	Dommage possible	Une mesure de prévention
Fosse	L'opérateur se déplace à proximité de la fosse	L'opérateur tombe dans la fosse	Mort Fracture(s)	Barrières Platelage automatique

Exercice 2 QCM

1) Quelle est la définition d'un danger ?
- ☒ Une cause capable de provoquer une lésion ou une atteinte à la santé

2) Comment qualifie-t-on l'expression « l'opérateur utilise une perceuse avec un fil dénudé sous tension » ?
- ☒ Une situation dangereuse

3) Quelle est la définition d'un événement dangereux ?
- ☒ Un événement susceptible de causer un dommage pour la santé

4) Quelle est la définition d'un dommage ?
- ☒ Une lésion et/ou une atteinte à la santé

5) Quels sont les principes de la prévention intrinsèque ?
- ☒ Supprimer le danger
- ☒ Réduire le danger

6) Quel est l'exemple de mesure de protection individuelle ?
- ☒ Un tablier de soudure

7) Quel est l'exemple de mesure de protection collective ?
- ☒ Un « coup-de-poing » (arrêt d'urgence)

8) Quelle est la prévention la plus efficace ?
- ☒ La prévention intrinsèque

25

Les accidents du travail et les maladies professionnelles

En 2010, pour 1 000 salariés, 36 ont été victimes d'un accident du travail. Le secteur le plus touché est le BTP (Bâtiment et travaux publics). En ce qui concerne les maladies professionnelles, 78,7 % sont dues aux affections périarticulaires.

1 Les critères de reconnaissance d'un accident du travail et d'une maladie professionnelle

(A) L'accident du travail

L'accident du travail	
« proprement dit »	de trajet
• Le salarié doit être déclaré à la Sécurité sociale. • L'action doit être soudaine et violente et entraîner une blessure. • L'accident doit être survenu par le fait ou à l'occasion du travail. • L'accident doit être survenu sur le temps et le lieu de travail.	• Le salarié doit être déclaré à la Sécurité sociale. • L'accident doit être survenu sur le trajet aller-retour entre l'entreprise et le lieu d'habitation ou le lieu où il se rend pour prendre ses repas sans détour, sauf pour les nécessités de la vie courante (boulangerie, crèche...).

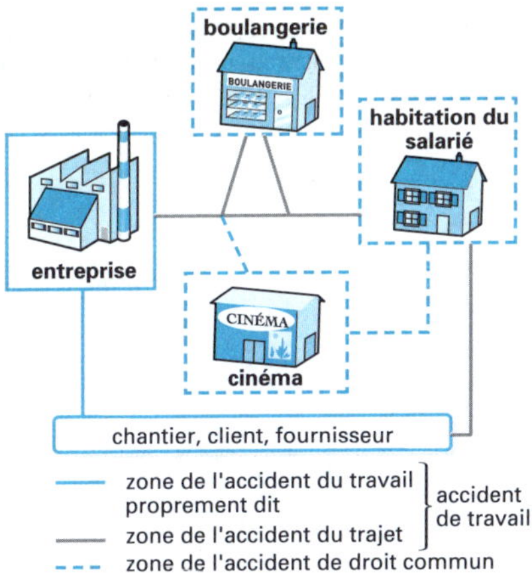

(B) *La maladie professionnelle*

Une maladie est reconnue comme professionnelle si :
- la personne est salariée ou a été salariée ;
- les symptômes ou la maladie sont identifiés dans un des 98 tableaux de la Sécurité sociale ;
- la maladie est due à la réalisation de travaux professionnels listés dans le tableau ;
- le délai de prise en charge et le temps d'exposition sont respectés.

Un exemple de tableau d'une maladie professionnelle

Affections chroniques du rachis lombaire provoquées par la manutention manuelle de charges lourdes (tableau n° 98)
Date de création : 16 février 1999 (décret du 15 février 1999)

Désignation [1] des maladies	Délai de prise en charge [2]	Liste limitative des travaux susceptibles de provoquer ces maladies [4]
Sciatique par hernie discale L4-L5 ou L5-S1 avec atteinte radiculaire de topographie concordante. Radiculalgie crurale par hernie discale L2-L3 ou L3-L4 ou L4-L5, avec atteinte radiculaire de topographie concordante.	6 mois (sous réserve d'une durée d'exposition de 5 ans) [3]	Travaux de manutention habituelle de charges lourdes effectués : - dans le fret routier, maritime, ferroviaire, aérien ; - dans le bâtiment, le gros œuvre, les travaux publics ; - dans les mines et carrières ; - dans le ramassage d'ordures ménagères et de déchets industriels ; - dans le déménagement, les garde-meubles ; - dans les abattoirs et les entreprises d'équarrissage ; - dans le chargement et le déchargement en cours de fabrication, dans la livraison y compris pour le compte d'autrui, le stockage et la répartition des produits industriels et alimentaires, agricoles et forestiers ; - dans le cadre des soins médicaux et paramédicaux incluant la manutention de personnes ; - dans le cadre du brancardage et du transport de personnes ; - dans les travaux funéraires.

1. Désignation des maladies : symptômes ou lésions pathologiques que doit présenter le malade.
2. Délai de prise en charge : délai maximal entre la constatation de l'affection et la date à laquelle le travailleur a cessé d'être exposé au risque.
3. Durée d'exposition : durée minimum d'exposition pour faire reconnaître la maladie comme maladie professionnelle.
4. Liste limitative des travaux : liste des travaux susceptibles de provoquer l'affection désignée dans le tableau. Parfois, cette liste est indicative, c'est-à-dire que tout travail où le risque existe peut être pris en considération même s'il ne figure pas dans la liste.

2 Les démarches à effectuer

• Lors d'un accident du travail

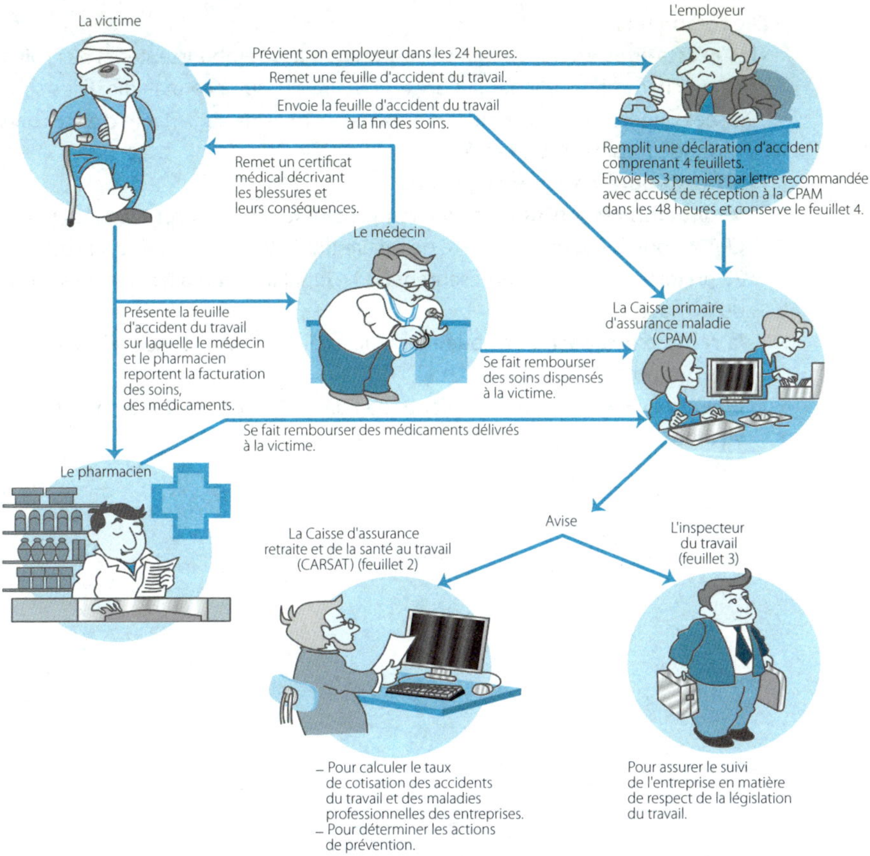

• Lors d'une maladie professionnelle

C'est le salarié qui déclare à la Caisse primaire d'assurance maladie (CPAM). La déclaration doit être effectuée dans les 15 jours qui suivent la cessation de travail ou la constatation de la maladie à l'aide d'un imprimé spécial auquel il faut joindre deux exemplaires du certificat médical établi par le médecin.

3 L'indemnisation

L'indemnisation est identique pour les accidents du travail et les maladies professionnelles.

Elle comprend :

- **les prestations en nature** qui correspondent aux remboursements des soins pris en charge à 100 % par la Caisse primaire d'assurance maladie. Elles sont versées directement aux praticiens (médecin, pharmacien…) afin d'éviter une avance de frais par l'accidenté.
- **les prestations en espèces** qui sont :
  - **les indemnités journalières** qui remplacent le salaire et sont versées par la CPAM pour compenser la perte de salaire dès le lendemain de l'accident. Les 28 premiers jours, elles représentent 60 % du salaire journalier et 80 % à partir du 29e jour ;
  - **la rente d'incapacité** attribuée si la victime conserve des séquelles (exemples : amputation, paralysie…) ;
  - **la rente aux ayants droits** (enfants, conjoint) attribuée en cas de décès de la victime.

Exercice 1 À vous de jouer !

A) Cochez le type d'accident dont il s'agit.

Exemples de situations d'accidents		ACCIDENT DE TRAVAIL		ACCIDENT DE DROIT COMMUN
		ACCIDENT DE TRAVAIL proprement dit	ACCIDENT DE TRAJET	
1	Pendant son temps de travail un ouvrier se blesse la main en nettoyant une machine à l'atelier.			
2	Un salarié en revenant de travailler a un accident sur la route alors qu'il avait fait un détour pour se rendre à la crèche où sont en garde ses deux fils.			
3	Un salarié a un accident dans son jardin en revenant de son travail.			
5	Au moment de la pause de 10 heures, un ouvrier glisse sur le sol de l'atelier et se fracture le bras.			
6	Madame Dupond se fait renverser par un cyclomoteur en sortant de l'usine après sa journée de travail.			
8	En réalisant une clôture chez un client, Monsieur Malchance s'est ouvert le poignet. Il travaillait « au noir ».			

B) Cochez la ou les prestations versées pour la situation d'accident suivante.

Situation d'accident :

Une serveuse de bar à cocktails effectuait son premier jour de travail. En récupérant de la main droite, la glace broyée dans le bocal à réception, elle a passé son majeur droit dans l'orifice d'éjection de la glace. Le mécanisme en mouvement a happé l'extrémité du doigt et a coupé la première phalange. Ce qui a entraîné plusieurs jours d'arrêt de travail et une reconnaissance d'incapacité permanente partielle.

- ☐ Prestations en nature
- ☐ Indemnités journalières
- ☐ Rente d'incapacité
- ☐ Rente aux ayants droits

© Éditions Foucher

Exercice 2 QCM

Cochez la ou les bonnes réponses.

1) Où survient un accident du travail « proprement dit » ?
- ☐ Sur le lieu de travail
- ☐ Sur le trajet aller-retour « domicile/entreprise »
- ☐ Sur le trajet « entreprise/chantier ou client »

2) Quels sont les critères de reconnaissance d'une maladie professionnelle ?
- ☐ Maladie due à la réalisation de travaux professionnels listés dans le tableau de référence
- ☐ Délai de prise en charge et temps d'exposition respectés
- ☐ Personne salariée ou ayant été salariée

3) Que doit faire l'employeur en cas d'accident du travail ?
- ☐ Remettre une feuille d'accident du travail au salarié
- ☐ Licencier le salarié avant la fin de son arrêt de travail
- ☐ Déclarer l'accident du travail à la CPAM dans les 48 heures

4) Quelles sont les prestations en nature auxquelles donne droit l'accident du travail ?
- ☐ Frais pharmaceutiques
- ☐ Indemnités journalières
- ☐ Frais de rééducation

5) Quel est le pourcentage des remboursements des frais médicaux, hospitaliers, pharmaceutiques occasionnés par un accident du travail ?
- ☐ 70 %
- ☐ 85 %
- ☐ 100 %

6) Quel est le montant des indemnités journalières versées par la CPAM lors d'un accident du travail pour compenser la perte de salaire ?
- ☐ 60 % du salaire pendant les 28 premiers jours d'arrêt
- ☐ 80 % du salaire à partir du 29e jour d'arrêt
- ☐ 100 % du salaire

7) Qui déclare la maladie professionnelle à la CPAM ?
- ☐ Le salarié
- ☐ Le médecin du travail
- ☐ L'employeur

8) Quel est le montant des indemnités journalières dans le cas d'une maladie professionnelle ?
- ☐ Supérieur à celui perçu en cas d'accident du travail
- ☐ Égal à celui perçu en cas d'accident du travail
- ☐ Inférieur à celui perçu en cas d'accident du travail

Exercice 1 À vous de jouer !

A) Cochez le type d'accident dont il s'agit.

Exemples de situations d'accidents		ACCIDENT DE TRAVAIL		ACCIDENT DE DROIT COMMUN
		ACCIDENT DE TRAVAIL proprement dit	ACCIDENT DE TRAJET	
1	Pendant son temps de travail un ouvrier se blesse la main en nettoyant une machine à l'atelier.	X		
2	Un salarié en revenant de travailler a un accident sur la route alors qu'il avait fait un détour pour se rendre à la crèche où sont en garde ses deux fils.		X	
3	Un salarié a un accident dans son jardin en revenant de son travail.			X
5	Au moment de la pause de 10 heures, un ouvrier glisse sur le sol de l'atelier et se fracture le bras.	X		
6	Madame Dupond se fait renverser par un cyclomoteur en sortant de l'usine après sa journée de travail.		X	
8	En réalisant une clôture chez un client, Monsieur Malchance s'est ouvert le poignet. Il travaillait « au noir ».			X

B) Cochez la ou les prestations versées pour la situation d'accident suivante.

Situation d'accident :

Une serveuse de bar à cocktails effectuait son premier jour de travail. En récupérant de la main droite, la glace broyée dans le bocal à réception, elle a passé son majeur droit dans l'orifice d'éjection de la glace. Le mécanisme en mouvement a happé l'extrémité du doigt et a coupé la première phalange. Ce qui a entraîné plusieurs jours d'arrêt de travail et une reconnaissance d'incapacité permanente partielle.

☒ Prestations en nature

☒ Indemnités journalières

☒ Rente d'incapacité

Exercice 2 QCM

1) Où survient un accident du travail « proprement dit » ?
☒ Sur le lieu de travail
☒ Sur le trajet « entreprise/chantier ou client »

2) Quels sont les critères de reconnaissance d'une maladie professionnelle ?
☒ Maladie due à la réalisation de travaux professionnels listés dans le tableau de référence
☒ Délai de prise en charge et temps d'exposition respectés
☒ Personne salariée ou ayant été salariée

3) Que doit faire l'employeur en cas d'accident du travail ?
☒ Remettre une feuille d'accident du travail au salarié
☒ Déclarer l'accident du travail à la CPAM dans les 48 heures

4) Quelles sont les prestations en nature auxquelles donne droit l'accident du travail ?
☒ Frais pharmaceutiques
☒ Frais de rééducation

5) Quel est le pourcentage de remboursement des frais médicaux, hospitaliers, pharmaceutiques occasionnés par un accident du travail ?
☒ 100 %

6) Quel est le montant des indemnités journalières versées par la CPAM lors d'un accident du travail ?
☒ 60 % du salaire pendant les 28 premiers jours d'arrêt
☒ 80 % du salaire à partir du 29e jour d'arrêt

7) Qui déclare la maladie professionnelle à la CPAM ?
☒ Le salarié

8) Quelle est l'indemnisation du salarié dans le cas d'une maladie professionnelle par rapport à un accident du travail ?
☒ Égale

26

Le risque lié à l'activité physique

Les diverses formes d'activité physique (manutentions manuelles, conduite de lignes…) peuvent provoquer des atteintes à la santé des salariés qui se traduisent par des accidents du travail ou des maladies professionnelles.

1 Les statistiques

A Des accidents du travail

Les manutentions manuelles représentent un tiers des accidents avec arrêt.

Principales causes des accidents du travail avec arrêt (2010)

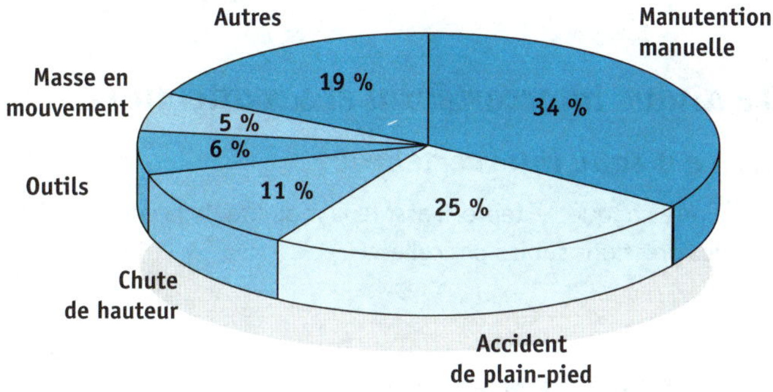

Un tiers des lésions dues aux manutentions manuelles touche le dos.

B Des maladies professionnelles (MP)

En 2010, les affections chroniques du rachis lombaire représentent :

- 4,8 % des MP pour le port de charges lourdes ;
- 0,75 % des MP pour les vibrations.

2 La colonne vertébrale

(A) Description

Elle est formée d'un assemblage de 33 vertèbres et présente trois courbures naturelles.

(B) Rôle

Elle a une triple fonction :
- soutenir la partie supérieure du corps ;
- assurer la mobilité du tronc et de la tête ;
- protéger la moelle épinière.

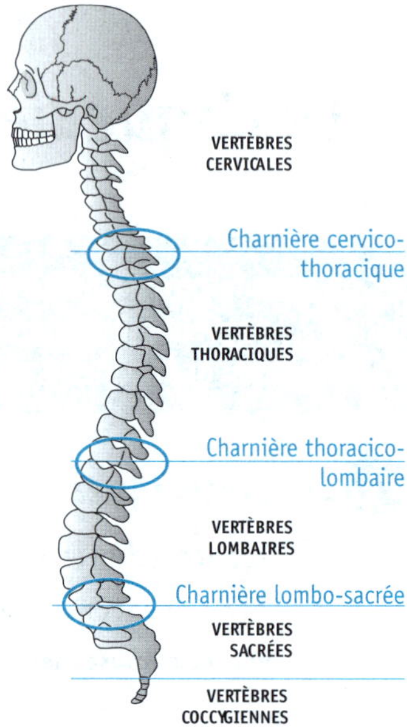

3 Le disque intervertébral et ses atteintes

(A) Le disque intervertébral

Entre chaque vertèbre, il assure la mobilité de la colonne vertébrale et absorbe les pressions subies par celle-ci.

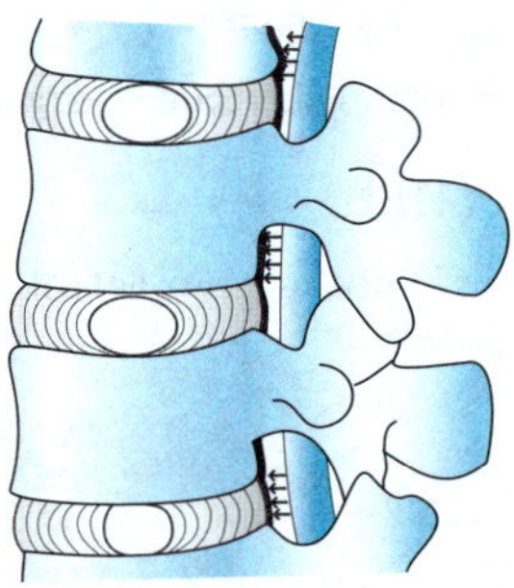

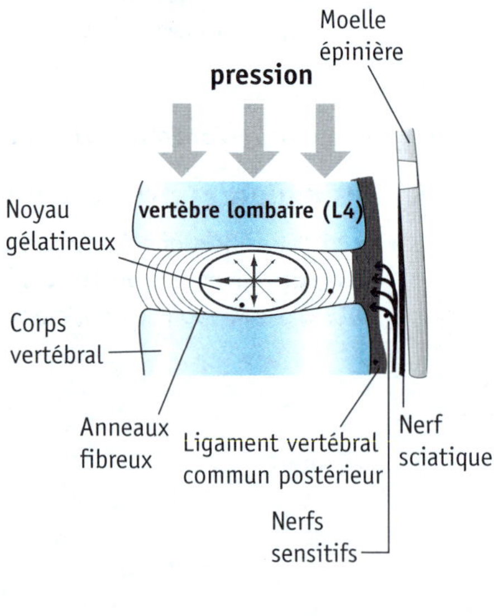

(B) *Les quatre formes d'accident du disque intervertébral*

Nom	Schéma	Description
Lumbago	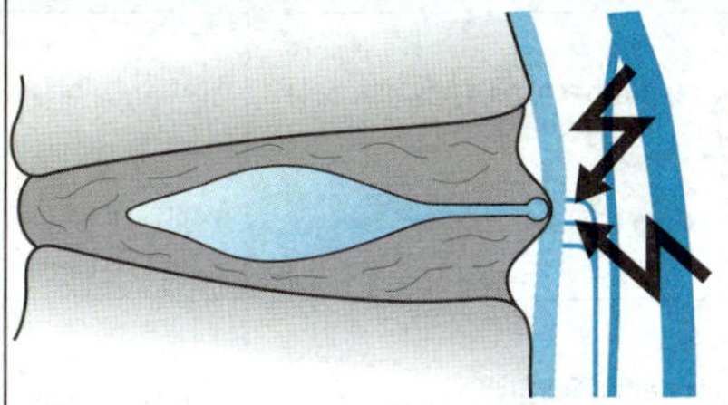	Le disque est déformé par le noyau gélatineux qui est resté coincé dans les anneaux fibreux fissurés et il touche les nerfs sensitifs.
Sciatique	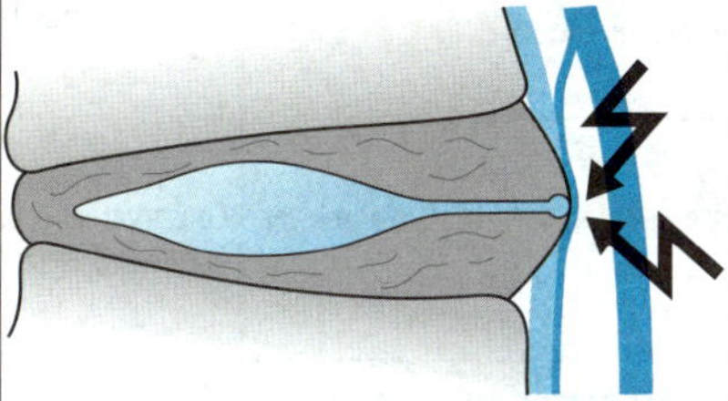	Le disque est très déformé par le noyau qui est resté coincé dans les anneaux fibreux fissurés et il touche le nerf sciatique.
Hernie discale	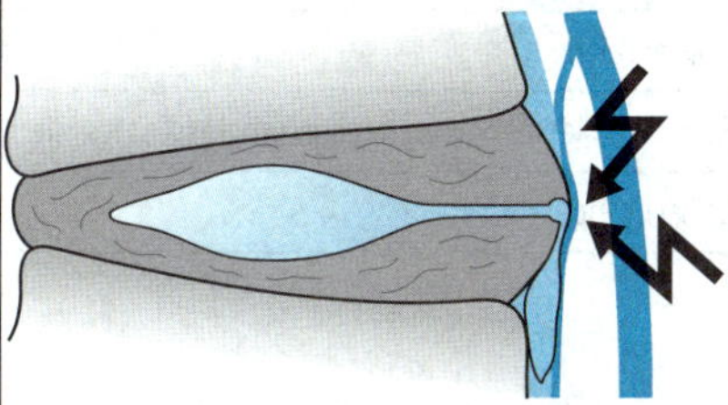	Une partie du noyau gélatineux est à l'extérieur du disque soit par distension soit par rupture de l'enveloppe périphérique du disque intervertébral. La partie du noyau chassée à l'extérieur touche le nerf sciatique et parfois la moelle épinière d'où un risque de paralysie.
Tassement discal	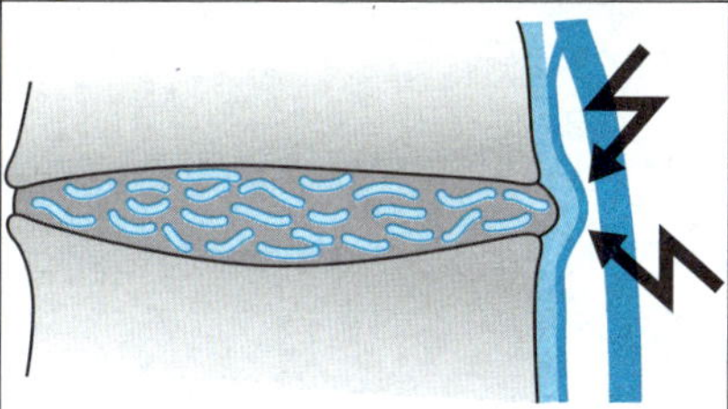	L'éclatement du noyau gélatineux répandu dans les anneaux fibreux entraîne un rapprochement des vertèbres.

4 *Les mesures de prévention*

Elles permettent d'éviter les atteintes à la santé de l'opérateur. Elles portent sur :

- l'organisation du poste de travail ;
- l'utilisation des aides mécanisées (palan, chariot élévateur), des aides à la manutention (préhenseur pneumatique, équilibreur d'outils, préhenseur de fût, chariot type « diable »…) ;
- le port des équipements de protection individuelle (gants, genouillères, chaussures de sécurité) ;

- une formation aux techniques gestuelles (PRAP : prévention des risques liés à l'activité physique).

	Les 5 principes de sécurité	But
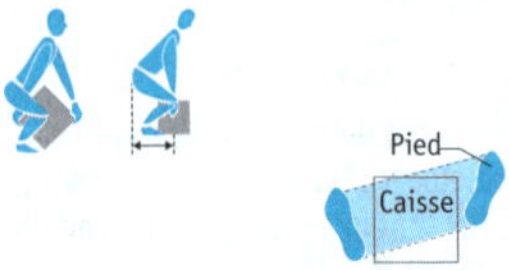	1. Se rapprocher le plus possible de la charge 2. Écarter et décaler les pieds	Superposer les centres de gravité Assurer l'équilibre
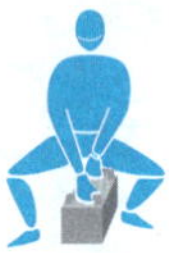	3. Positionner ses mains 4. Fléchir les jambes	Assurer une bonne prise Utiliser les muscles des cuisses
	5. Fixer la colonne vertébrale et relever la tête	Conserver les courbures naturelles de la colonne vertébrale
	Les 3 principes d'économie d'effort	
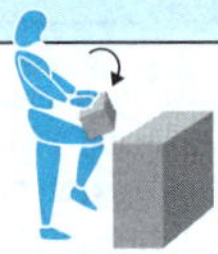	1. Utiliser l'élan	
	2. Faire travailler les bras en traction simple (sans les plier)	
	3. Utiliser l'appui cuisse	

Exercice 1 À vous de jouer !

Complétez les mots croisés à l'aide des définitions suivantes.

Verticalement

1. Caractérise le type de maladie occasionnée par le travail
2. Os cassé
3. Manuelle, elle représente un tiers des accidents du travail avec arrêt
4. Survient lorsque les nerfs sensitifs sont touchés
5. Assure la mobilité du tronc
6. Appareil qui facilite la préhension des outils à portée de main
7. De part et d'autre du disque intervertébral

Horizontalement

A. Fixer la colonne vertébrale permet de les respecter

B. Chassé à l'extérieur du disque intervertébral par les multiples pressions subies

C. Nerf qui est comprimé lors d'une hernie discale

D. Bras tendus, appui sur la cuisse et utilisation de l'élan sont des techniques de manutention qui permettent de les économiser

E. Conséquence d'une compression de la moelle épinière

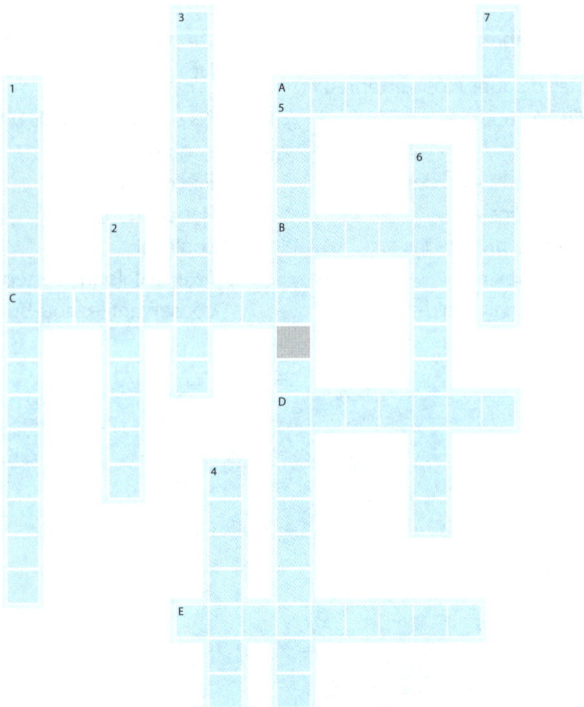

Exercice 2 QCM

Cochez la ou les bonnes réponses.

1) Qu'est-ce qui permet l'articulation des vertèbres entre elles ?

- ☐ Les disques intervertébraux
- ☐ La moelle épinière
- ☐ Les corps vertébraux

2) Quels sont les rôles de la colonne vertébrale ?

- ☐ Soutenir la tête
- ☐ Permettre la mobilité du corps
- ☐ Protéger la moelle épinière

3) Quels éléments composent le disque intervertébral ?

- ☐ Le noyau central gélatineux
- ☐ Le nerf sensitif
- ☐ Les anneaux fibreux

4) Quels sont les disques intervertébraux les plus sollicités pour les déménageurs ?

- ☐ Les disques au niveau des vertèbres cervicales
- ☐ Les disques au niveau des vertèbres lombaires
- ☐ Les disques au niveau des vertèbres thoraciques

5) Quelle est la cause de la douleur liée à un lumbago ?

- ☐ La compression du nerf sciatique
- ☐ La compression de la moelle épinière
- ☐ La compression des nerfs sensitifs

6) Quelle est l'atteinte provoquée par l'éclatement du noyau gélatineux ?

- ☐ Une sciatique
- ☐ Un tassement discal
- ☐ Une hernie discale

7) Quelles aides à la manutention peuvent soulager la fatigue physique ?

- ☐ Un chariot
- ☐ Un préhenseur pneumatique
- ☐ Des genouillères

8) Quels sont les conseils pour soulever une charge ?

- ☐ Fléchir les jambes
- ☐ Repousser la charge pour la soulever
- ☐ Fixer la colonne vertébrale en conservant les courbures naturelles

Exercice 1 À vous de jouer !
Complétez les mots croisés à l'aide des définitions suivantes.

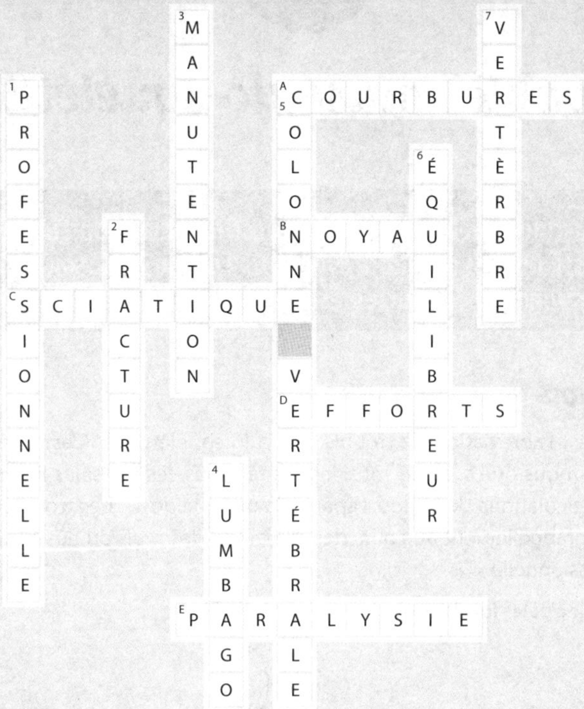

Exercice 2 QCM

1) Qu'est-ce qui permet l'articulation des vertèbres entre elles ?
☒ Les disques intervertébraux

2) Quels sont les rôles de la colonne vertébrale ?
☒ Soutenir la tête
☒ Permettre la mobilité du corps
☒ Protéger la moelle épinière

3) Quels éléments composent le disque intervertébral ?
☒ Le noyau central gélatineux
☒ Les anneaux fibreux

4) Quels sont les disques intervertébraux les plus sollicités pour les déménageurs ?
☒ Les disques au niveau des vertèbres lombaires

5) Quelle est la cause de la douleur liée à un lumbago ?
☒ La compression des nerfs sensitifs

6) Quelle est l'atteinte provoquée par l'éclatement du noyau gélatineux ?
☒ Une sciatique

7) Quelles aides à la manutention peuvent soulager la fatigue physique ?
☒ Un chariot
☒ Un préhenseur pneumatique

8) Quels sont les conseils pour soulever une charge ?
☒ Fléchir les jambes
☒ Fixer la colonne vertébrale en conservant les courbures naturelles

27

Les troubles musculo-squelettiques

Les troubles musculo-squelettiques (TMS) constituent la première cause de maladies professionnelles en France avec 39 874 cas en 2010, soit 78,7 % des maladies professionnelles, ce qui représente un enjeu majeur de santé au travail.

1 Définition

TMS est l'abréviation de trouble musculo-squelettique. C'est une atteinte des tissus mous que sont les muscles, les tendons, les nerfs, les ligaments, autour des articulations : le genou, l'épaule, la main, le dos... Ces troubles se développent graduellement au cours des semaines, des mois ou des années d'activité professionnelle.

Les principales localisations

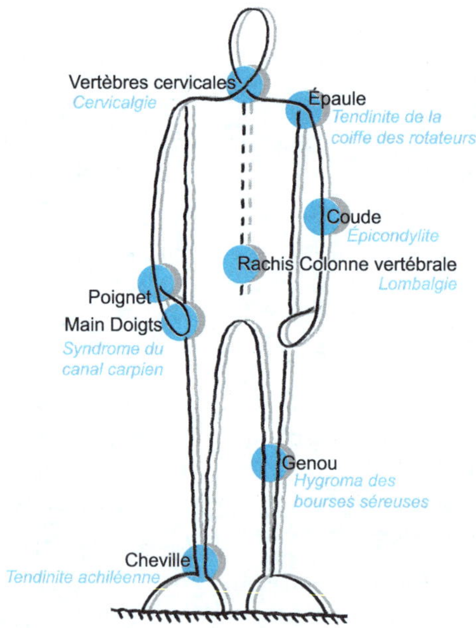

2 Des situations de travail sources de TMS

Dangers (causes possibles de TMS)	Situations dangereuses	Dommages : TMS	
		Localisation des atteintes	Maladies possibles
Mouvements de rotation du poignet et de l'épaule	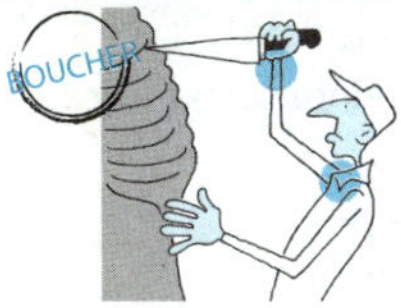 Farid désosse une carcasse en effectuant des mouvements de rotation du poignet et de l'épaule	Épaule Poignet	Tendinite de la coiffe des rotateurs Syndrome du canal carpien
Cagette de 20 kg	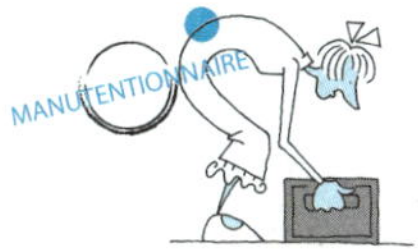 Amélie manutentionne des cagettes de 20 kg	Dos : au niveau des vertèbres lombaires	Lombalgie
Riveteuse pneumatique	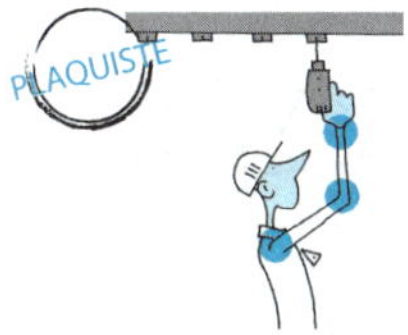 Robert fixe les protections avec une riveteuse pneumatique	Membre supérieur : poignet, coude, épaule	Tendinite. Épicondylite Syndrome du canal carpien
Position agenouillée	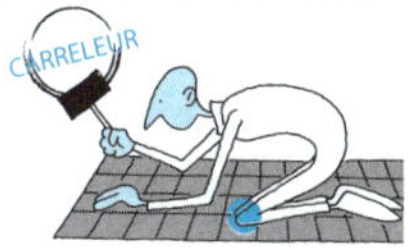 Léo pose du carrelage en position agenouillée	Genoux	Hygroma des bourses séreuses

3 Les principales causes d'apparition des TMS

On peut citer :

- les postures fatigantes ou inconfortables ;
- les efforts musculaires importants (port de charges lourdes…) ;
- la répétition de gestes à cadence élevée sur une durée prolongée ;
- l'ambiance de travail (le froid, les vibrations…) ;
- l'état psychosocial (stress, sentiment d'isolement…) ;
- les caractéristiques personnelles (état de santé…).

4 Les principaux signes

Les principaux signes des TMS s'expriment au travers de la douleur ressentie au cours ou en dehors du travail :

- sensation d'irritation ou de fourmillement (inconfort, picotements, engourdissements) ;
- faiblesse et fatigue musculaire (raideur) ;
- douleur localisée, pouvant entraîner un handicap sérieux.

5 Les mesures de prévention

Elles sont déterminées après l'analyse du poste de travail par les membres du CHSCT, l'employeur, le médecin du travail, parfois un ergonome :

- faciliter la manutention des charges lourdes ;
- choisir des équipements adaptés aux opérateurs ;
- développer la rotation au niveau des postes de travail ;
- favoriser la polyvalence ;
- instituer des temps de récupération (repos) ;
- pratiquer des gestes de compensation et/ou de détente pendant les pauses ;
- gérer les cadences pour laisser des marges de manœuvre aux salariés ;
- former le personnel sur la prévention des risques liés aux activités physiques (PRAP) ;
- informer le personnel sur les risques de TMS ;
- favoriser la démarche participative des salariés dans le choix de solutions ;
- assurer l'ergonomie du poste de travail ;
- donner du sens au travail ;
- s'accorder du repos pour la récupération physique ;
- …

Exercice 1 À vous de jouer !
Complétez les mots croisés à l'aide des définitions suivantes.

Verticalement

1. L'hygroma du genou en est un
2. Il travaille souvent en position agenouillée
3. Ce sont des indices comme la douleur, des picotements, la fatigue…
4. Les TMS les touchent principalement
5. Des efforts prolongés et des mouvements répétitifs au niveau de l'épaule la provoquent
6. Il est nécessaire pour la récupération physique

Horizontalement

A. Ils entraînent une dépense énergétique
B. C'est un facteur qui favorise les TMS
C. C'est un spécialiste de l'amélioration des situations de travail
D. Signe caractéristique des TMS

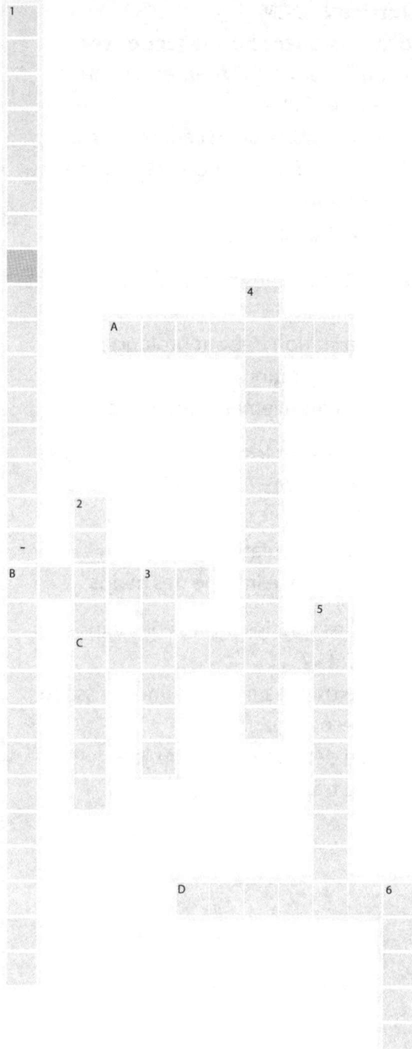

Exercice 2 QCM

Cochez la ou les bonnes réponses.

1) Quelles sont les atteintes reconnues comme TMS ?
- ☐ Le syndrome du canal carpien
- ☐ L'hygroma des bourses séreuses du genou
- ☐ Un hématome

2) Quelles sont les principales causes des TMS ?
- ☐ La station debout prolongée
- ☐ Les vibrations
- ☐ Les mouvements répétitifs

3) Quelles sont les principales localisations des TMS ?
- ☐ Au visage
- ☐ Aux articulations
- ☐ Sur la face interne des mains

4) Quelles sont les professions exposées aux TMS ?
- ☐ Le travail sur des chaînes : vissage, désossage…
- ☐ Le démarchage à domicile
- ☐ Le travail de la vigne

5) Quels sont les facteurs aggravants des TMS ?
- ☐ La prise d'alcool
- ☐ Les températures extrêmes : froid, chaleur
- ☐ L'âge

6) Quels sont les signes des TMS ?
- ☐ Une diminution des forces
- ☐ Une baisse de performance
- ☐ La douleur et une gêne fonctionnelle

7) Quelles sont les mesures individuelles de prévention des TMS ?
- ☐ Du repos
- ☐ Des exercices de détente
- ☐ Des exercices de compensation

8) Que peuvent envisager les entreprises pour diminuer le nombre de TMS au travail ?
- ☐ Adapter la hauteur des plans de travail aux opérateurs
- ☐ Étudier l'automatisation de certaines opérations
- ☐ Augmenter les cadences

Exercice 1 À vous de jouer ! Complétez les mots croisés à l'aide des définitions suivantes.

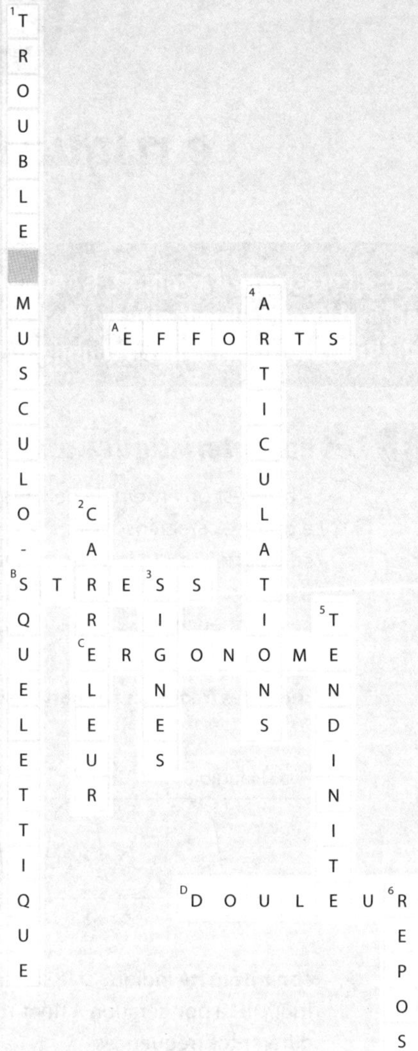

Exercice 2 QCM

1) Quelles sont les atteintes reconnues comme TMS ?

☒ Le syndrome du canal carpien

☒ L'hygroma des bourses séreuses du genou

2) Quelles sont les principales causes des TMS ?

☒ Les vibrations

☒ Les mouvements répétitifs

3) Quelles sont les principales localisations des TMS ?

☒ Aux articulations

4) Quelles sont les professions exposées aux TMS ?

☒ Le travail sur des chaînes : vissage, désossage…

☒ Le travail de la vigne

5) Quels sont les facteurs aggravants des TMS ?

☒ Les températures extrêmes : froid, chaleur

☒ L'âge

6) Quels sont les signes des TMS ?

☒ Une diminution des forces

☒ Une baisse de performance

☒ La douleur et une gêne fonctionnelle

7) Quelles sont les mesures individuelles de prévention des TMS ?

☒ Du repos

☒ Des exercices de détente

☒ Des exercices de compensation

8) Que peuvent envisager les entreprises pour diminuer le nombre de TMS au travail ?

☒ Adapter la hauteur des plans de travail aux opérateurs

☒ Étudier l'automatisation de certaines opérations

28

Le risque lié au bruit

Le bruit est source d'inconfort. Il entrave la communication, gêne l'exécution de tâches délicates. Il peut être source d'accident du travail et peut causer une surdité irréversible parfois reconnue au titre d'une maladie professionnelle.

1 *Les caractéristiques du bruit*

Le bruit est un ensemble de vibrations qui se déplacent sous forme d'ondes.

Le bruit se caractérise par :

- **sa fréquence** qui indique si le son est grave ou aigu. Elle se mesure en hertz (Hz). L'oreille humaine perçoit les sons compris entre 20 hertz et 20 000 hertz. Les fréquences inférieures (infrasons) ou supérieures (ultrasons) sont inaudibles par l'homme.

Échelle des fréquences en hertz (Hz)

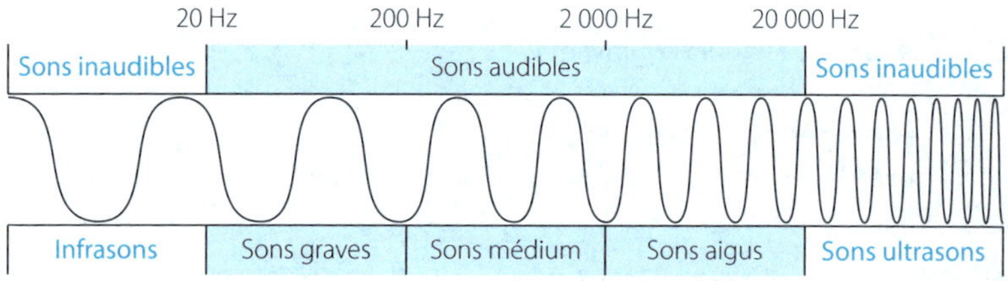

- **son intensité** indique si le son est faible ou fort. Elle se mesure en décibels (A) (dB(A)). La pondération A tient compte de la sensibilité de l'oreille humaine aux différentes fréquences.

2 L'échelle des niveaux sonores

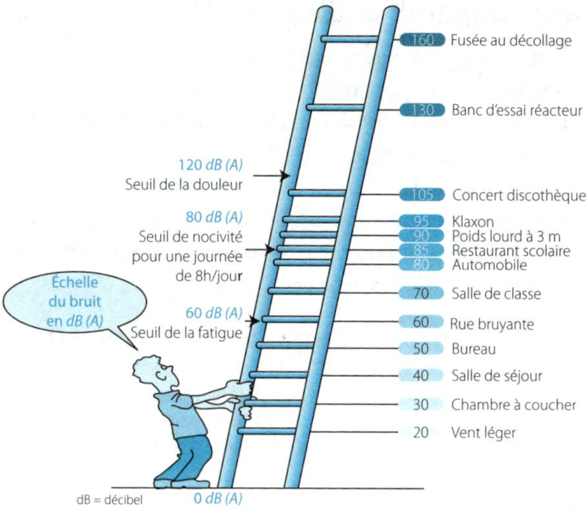

3 Le fonctionnement de l'oreille

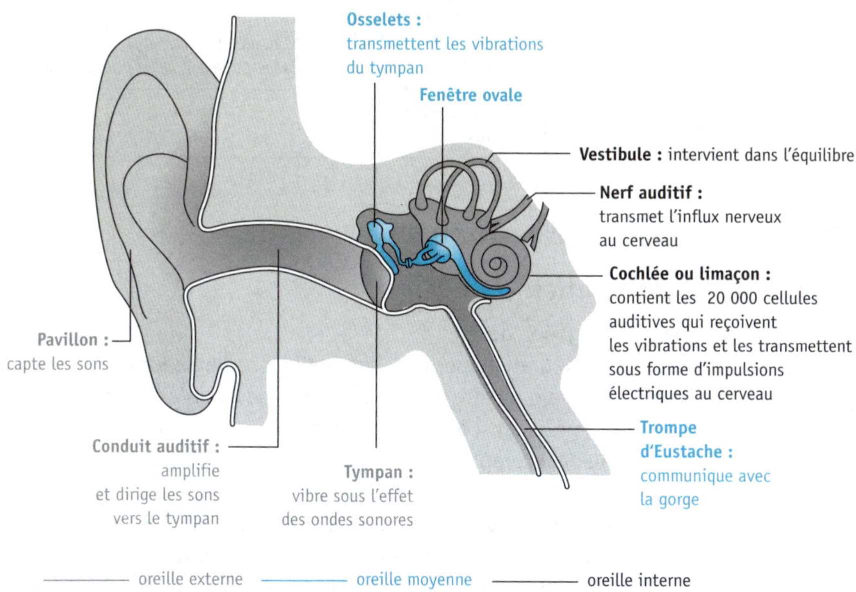

4 Les conséquences du bruit

(A) Sur l'appareil auditif

Le bruit peut provoquer :
- une fatigue temporaire ;
- une surdité de transmission due à une lésion de l'oreille externe ou moyenne (tympan déchiré, osselets fracturés) ;
- une surdité de perception due à une lésion de l'oreille interne (cellules auditives avec cils endommagés). Cette surdité est irréversible.

Cette surdité peut être détectée par un audiogramme, examen médical obligatoire pour les salariés exposés au bruit.

(B) Sur les autres organes, la vie sociale, le travail

Les autres organes	- élévation de la tension artérielle ; - troubles gastro-intestinaux ; - réduction du champ visuel ; - nausées ; - troubles du sommeil ; - fatigue ; - irritabilité.
Le travail	- diminution du rendement ; - diminution de la qualité ; - manque d'attention ; - augmentation de la fréquence des accidents du travail ; - augmentation du nombre de maladies professionnelles dues au bruit.
La vie sociale	- difficulté à communiquer ; - isolement.

5 Les mesures de prévention

(A) La réglementation

L'employeur a l'obligation de :
- mettre à disposition gratuitement des protections auditives lorsque le niveau de bruit quotidien ne peut être réduit au-dessous de 80 dB(A) ou de 135 dB(A) pour le niveau de pression acoustique de crête (bruit impulsionnel comme un coup de marteau par exemple) ;
- veiller à l'utilisation effective des équipements de protection individuelle mis à disposition lorsque le niveau de bruit quotidien dépasse 85 dB(A) ou lorsque la pression acoustique de crête dépasse le niveau de 137 dB(A) ;
- faire contrôler l'audition des salariés exposés à des niveaux de bruits élevés périodiquement.

(B) *Les moyens d'action*

Pour limiter le niveau sonore dans un atelier, on peut agir à différents niveaux :

- réduire le niveau sonore émis à la source (exemple : concevoir des machines moins bruyantes…) ;
- réduire le bruit au cours de sa propagation en protégeant :
  - collectivement les opérateurs (exemples : encoffrer les machines, réaliser des traitements acoustiques des locaux…) ;
  - individuellement (exemple : proposer des casques anti-bruit…).

Encoffrement d'une machine

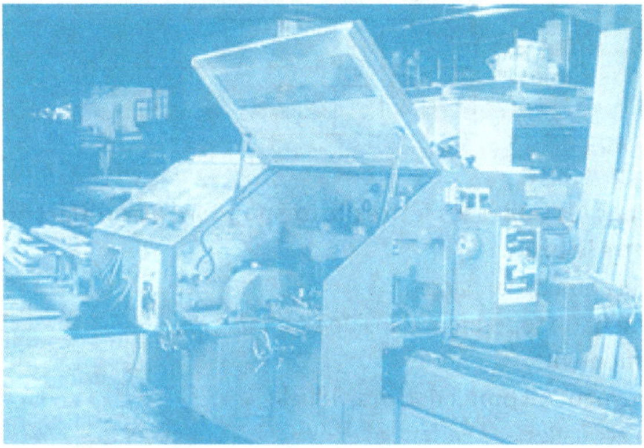

Exercice 1 À vous de jouer !

À partir des lettres mélangées, retrouver les mots correspondants.

DAGOIMEAMUR	☐☐☐☐☐☐☐☐☐☐☐
NTSETIEI	☐☐☐☐☐☐☐☐☐
CLEOCEH	☐☐☐☐☐☐☐
NTAYPM	☐☐☐☐☐☐
EUSTRDI	☐☐☐☐☐☐☐
ZHRET	☐☐☐☐☐

Exercice 2

Notez dans les bulles les lettres correspondant aux différents moyens de prévention contre le bruit.

A. Modification de la machine
B. Isolement de l'opérateur dans une cabine
C. Encoffrement
D. Équipement de protection individuelle
E. Écran acoustique
F. Réduction du temps d'exposition
G. Traitement acoustique
H. Isolation antivibratile

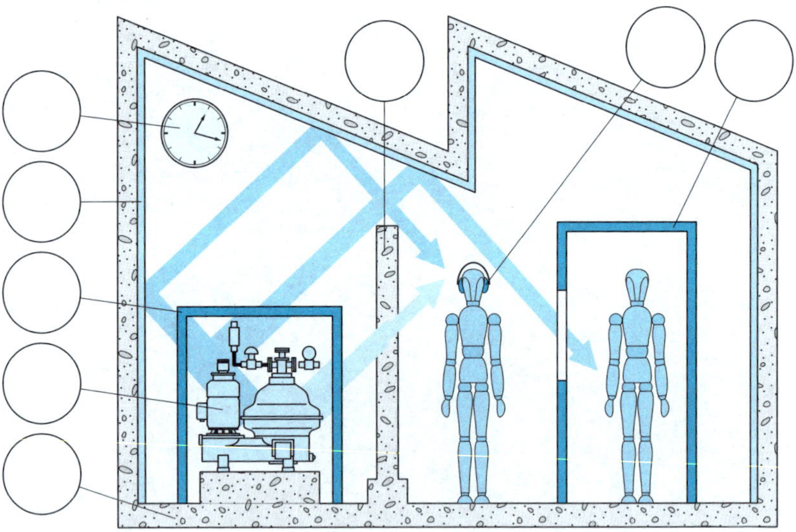

Exercice 3 QCM

Cochez la ou les bonnes réponses.

1) Quelles sont les fréquences perçues par l'oreille humaine ?
- ☐ De 20 à 20 000 hertz
- ☐ De 500 à 2 000 hertz
- ☐ De 40 à 40 000 hertz

2) Quel est le seuil de nocivité pour une journée de travail de 8 heures ?
- ☐ 65 décibels (A)
- ☐ 80 décibels (A)
- ☐ 120 décibels (A)

3) Quel est l'organe de l'oreille qui renferme les cellules auditives ?
- ☐ Le tympan
- ☐ Le nerf auditif
- ☐ La cochlée

4) Quelle est l'origine de la surdité de perception ?
- ☐ Le tympan déchiré
- ☐ Les cils des cellules auditives endommagés
- ☐ Les osselets fracturés

5) Quelles sont les conséquences du bruit sur le travail ?
- ☐ Des difficultés à se concentrer
- ☐ Une augmentation de la tension artérielle
- ☐ Une augmentation du risque d'accident

6) Quel est l'examen médical qui permet de détecter une surdité ?
- ☐ Un électrocardiogramme
- ☐ Un audiogramme
- ☐ Un électro-encéphalogramme

7) Quels sont les moyens qui agissent sur la propagation du bruit ?
- ☐ Un écran acoustique
- ☐ Un encoffrement des machines
- ☐ Le port de bouchons d'oreilles

8) Quelles sont les obligations de l'employeur en matière de prévention du bruit ?
- ☐ Mettre gratuitement à disposition des salariés des EPI lorsque le niveau de bruit quotidien ne peut être réduit au-dessous de 80 dB(A) ou de 135 dB(A) pour le niveau de crête
- ☐ Veiller au port obligatoire des protections auditives lorsque le niveau sonore de bruit quotidien atteint 85 dB(A) ou 137 dB(A) pour le niveau de crête
- ☐ Facturer les EPI aux salariés

Exercice 1 À vous de jouer !

À partir des lettres mélangées, retrouver les mots correspondants.

DAGOIMEAMUR	A	U	D	I	O	G	R	A	M	M	E
NTSETIEI	I	N	T	E	N	S	I	T	E		
CLEOCEH	C	O	C	H	L	E	E				
NTAYPM	T	Y	M	P	A	N					
EUSTRDI	S	U	R	D	I	T	E				
ZHRET	H	E	R	T	Z						

Exercice 2

Notez dans les bulles les lettres correspondant aux différents moyens de prévention contre le bruit.

A. Modification de la machine
B. Isolement de l'opérateur dans une cabine
C. Encoffrement
D. Équipement de protection individuelle
E. Écran acoustique
F. Réduction du temps d'exposition
G. Traitement acoustique
H. Isolation antivibratile

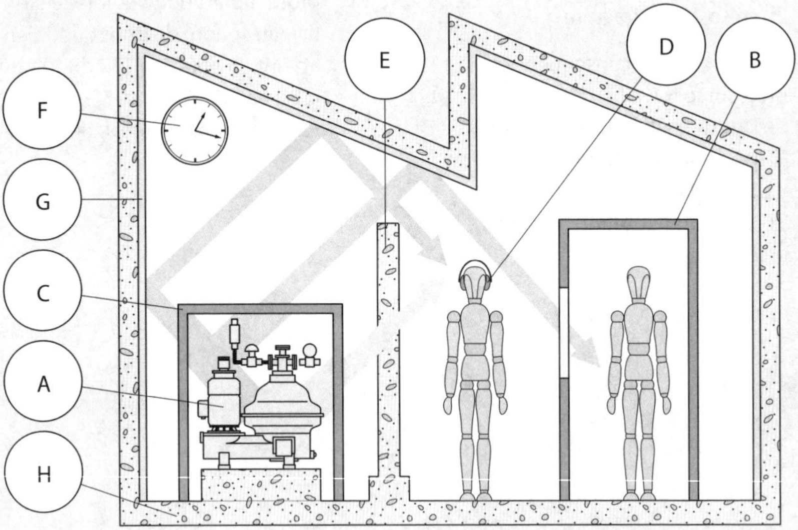

Exercice 3 QCM

1) Quelles sont les fréquences perçues par l'oreille humaine ?
☒ De 20 à 20 000 hertz

2) Quel est le seuil de nocivité pour une journée de travail de 8 heures ?
☒ 80 décibels (A)

3) Quel est l'organe de l'oreille qui renferme les cellules auditives ?
☒ La cochlée

4) Quelle est l'origine de la surdité de perception ?
☒ Les cils des cellules auditives endommagés

5) Quelles sont les conséquences du bruit sur le travail ?
☒ Des difficultés à se concentrer
☒ Une augmentation du risque d'accident

6) Quel est l'examen médical qui permet de détecter une surdité ?
☒ Un audiogramme

7) Quels sont les moyens qui agissent sur la propagation du bruit ?
☒ Un écran acoustique
☒ Un encoffrement des machines

8) Quelles sont les obligations de l'employeur en matière de prévention du bruit ?
☒ Mettre gratuitement à disposition des salariés des EPI lorsque le niveau de bruit quotidien ne peut être réduit au-dessous de 80 dB(A) ou de 135 dB(A) pour le niveau de crête
☒ Veiller au port obligatoire des protections auditives lorsque le niveau sonore de bruit quotidien atteint 85 dB(A) ou 137 dB(A) pour le niveau de crête

© Éditions Foucher

29

Le risque lié aux poussières

Les poussières de bois sont la troisième source d'exposition à des agents cancérigènes et la deuxième cause de cancers professionnels reconnus et indemnisés, en France, après l'amiante. On estime à 300 000 le nombre de travailleurs exposés.

1 Les métiers exposés

Les professions concernées sont celles liées au travail du bois, de la farine, du charbon, de la peinture, de la silice, du ciment…

2 Les caractéristiques des poussières

Les poussières sont de très fines particules solides, comprises entre 0,01 µm et 100 µm, qui restent en suspension dans l'air.

Elles se différencient en fonction de :

- **leur type** :
  - les **poussières inertes** ne présentent pas en elles-mêmes de risque pour la santé. Par contre, un travail répétitif dans une atmosphère fortement polluée entraîne une surcharge pulmonaire et souvent un dépassement des capacités des voies respiratoires (exemple : la farine…).
  - les **poussières actives** sont dangereuses car elles ont une action néfaste sur l'organisme (exemples : les poussières d'amiante, de silice…).
- **leur taille** :

	Effets
De 10 à 100 microns	Aussi appelées « poussières totales », ces poussières sont retenues au niveau des fosses nasales.
De 5 à 10 microns	Poussières qui pénètrent dans la trachée, les bronches puis les bronchioles. Elles peuvent être crachées ou avalées dans l'œsophage ; mais si l'empoussiérage est trop élevé, elles iront jusqu'aux alvéoles pulmonaires.
0,5 micron	Poussières très fines qui se déposent sur les alvéoles pulmonaires. En dessous de 0,5 micron les poussières se comportent comme un gaz dans l'organisme, suivent la ventilation pulmonaire et, par conséquent, passent dans le sang.

© Éditions Foucher

3 Les effets sur l'organisme

- **La peau** : eczéma, rougeur.
- **Les yeux** : larmoiements, gonflement des paupières, conjonctivite.
- **L'ethmoïde** (os formant le squelette des fosses nasales) : cancer.
- **L'appareil respiratoire** : rhinite, éternuements, asthme, toux, expectorations, difficultés à respirer, bronchites aiguës et chroniques, cancers broncho-pulmonaires, allergies.

L'appareil respiratoire

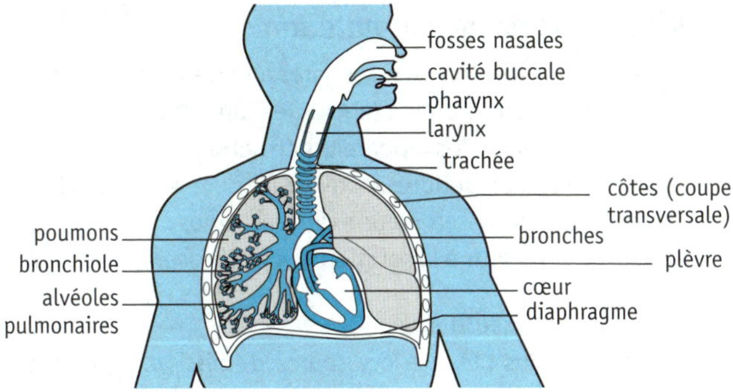

Le système d'épuration trachéo-bronchique

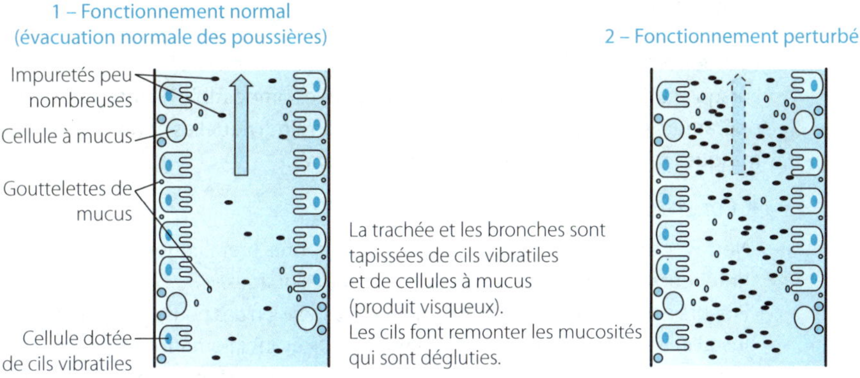

La trachée et les bronches sont tapissées de cils vibratiles et de cellules à mucus (produit visqueux).
Les cils font remonter les mucosités qui sont dégluties.

4 Les effets sur l'environnement

Toutes les poussières combustibles sont susceptibles de provoquer une **explosion** lorsqu'elles sont mises :

- en suspension sous forme de nuage ;
- en concentration suffisante ;
- dans un espace fermé (local, silo, citerne) ;
- au contact d'une source d'énergie (étincelle, électricité statique, surface chaude…).

© Éditions Foucher

5 La prévention

(A) Les valeurs limites d'exposition professionnelle

La concentration moyenne sur une période de 8 heures :
- poussières totales : = 10 mg/m^3 d'air ;
- poussières alvéolaires = 5 mg/m^3 d'air ;
- poussières de bois = 1 mg/m^3 depuis le 1er juillet 2005.

(B) Les mesures de prévention

• Contre le risque d'inhalation

Pour limiter l'émission de poussières au niveau le plus bas possible :
- travailler par voie humide (arrosage, humidification) ;
- travailler en vase clos (appareils hermétiques) ;
- recourir à des procédures d'ouverture des sacs ou de déchargement des véhicules évitant la dissémination des particules ;
- interdire le recours à la soufflette pour chasser la poussière.

Protection collective
- Capter, au plus près de leur source d'émission, avec un dispositif d'aspiration approprié à la nature des polluants, les poussières qui ne peuvent être éliminées.
- Maintenir en bon état de fonctionnement et contrôler périodiquement les installations.

Protection individuelle

Lorsque l'utilisation de protections collectives est impossible ou insuffisante, les opérateurs doivent être équipés de protections individuelles et notamment de masques respiratoires dotés de filtres appropriés.

• Contre le risque d'explosion

- Nettoyer régulièrement les structures (charpentes métalliques…), tuyauteries (intérieur des parois…) en évitant de créer des nuages.
- Prendre des mesures empêchant la mise en suspension des poussières (mouillage).
- Installer des évents sur les canalisations (orifices initialement obturés qui permettent de libérer la pression des gaz en cas d'explosion et donc d'en limiter les effets).
- Éloigner les sources de chaleur ou les causes de création d'électricité statique ou d'étincelle

© Éditions Foucher

Exercice 1 À vous de jouer !

A) Complétez le tableau ci-dessous.

Mon secteur professionnel	Opérations générant des poussières	Mesures de prévention

B) Retrouvez, à partir des définitions et des initiales données par le mot « POUSSIÈRE », les mots vus au cours de ce chapitre.

1) Petite partie de matière solide ou liquide
2) Les poumons en sont un
3) Exprimée en micron pour la taille des poussières
4) Partie du nez touchée par ce risque
5) Matière principale qui compose le verre
6) L'explosion le provoque
7) Signe provoqué par les poussières
8) Réaction inflammatoire allergique ou infectieuse des muqueuses de la cavité nasale
9) Risque de cancer pour cet os du crâne situé à la racine du nez, dans les métiers du bois

1	P
2	O
3	U
4	S
5	S
6	I
7	E
8	R
9	E

© Éditions Foucher

Exercice 2 QCM

Cochez la ou les bonnes réponses.

1) Quels sont les risques induits par les poussières ?
- ☐ Un risque d'explosion
- ☐ Un risque de contagion
- ☐ Un risque de toxicité pour l'homme

2) Quelles sont les particules assimilées à des poussières ?
- ☐ La farine
- ☐ L'amiante
- ☐ Les vernis et les peintures

3) Qu'est-ce que la granulométrie ?
- ☐ Le travail de mesure du nombre de particules au cm^2
- ☐ Le diamètre des particules inhalées
- ☐ L'appareil qui mesure le diamètre des particules

4) Quelle est la principale voie de pénétration des poussières ?
- ☐ La voie cutanée
- ☐ La voie digestive
- ☐ La voie respiratoire

5) Quels sont les organes atteints par les fibres d'amiante ?
- ☐ Le foie
- ☐ Les intestins
- ☐ Les poumons

6) Quels sont les signes qui doivent amener à consulter un médecin ?
- ☐ La rhinite
- ☐ Des expectorations
- ☐ La toux

7) Quels sont les mécanismes de défense de l'organisme contre les poussières ?
- ☐ La production de mucus
- ☐ Le suc gastrique
- ☐ La présence de cils vibratiles qui tapissent les voies respiratoires

8) Quels sont les principaux moyens de prévention ?
- ☐ Le port d'un masque respiratoire adapté au type des poussières
- ☐ Le changement de métier
- ☐ Les systèmes d'aspiration associés aux machines et/ou aux locaux

Exercice 1 À vous de jouer !

A) Chacun aura complété le tableau en fonction de son secteur professionnel.

Mon secteur professionnel	Opérations générant des poussières	Mesures de prévention

B) Retrouvez, à partir des définitions et des initiales données par le mot « POUSSIERE », les mots vus au cours de ce chapitre.

1) Petite partie de matière solide ou liquide
2) Les poumons en sont un
3) Exprimée en micron pour la taille des poussières
4) Partie du nez touchée par ce risque
5) Matière principale qui compose le verre
6) L'explosion le provoque
7) Signe provoqué par les poussières
8) Réaction inflammatoire allergique ou infectieuse des muqueuses de la cavité nasale
9) Risque de cancer pour cet os du crâne situé à la racine du nez, dans les métiers du bois

1	P	A	R	T	I	C	U	L	E	
2	O	R	G	A	N	E				
3	U	N	I	T	E					
4	S	I	N	U	S					
5	S	I	L	I	C	E				
6	I	N	C	E	N	D	I	E		
7	E	T	E	R	N	U	E	M	E	N	T
8	R	H	I	N	I	T	E			
9	E	T	H	M	O	I	D	E		

Exercice 2 QCM

1) Quels sont les risques induits par les poussières ?
☒ Un risque d'explosion
☒ Un risque de toxicité pour l'homme

2) Quelles sont les particules assimilées à des poussières ?
☒ La farine
☒ L'amiante
☒ Les vernis et les peintures

3) Qu'est-ce que la granulométrie ?
☒ L'appareil qui mesure le diamètre des particules

4) Quelle est la principale voie de pénétration des poussières ?
☒ La voie respiratoire

5) Quels sont les organes atteints par les fibres d'amiante ?
☒ Les poumons

6) Quels sont les signes qui doivent amener à consulter un médecin ?
☒ La rhinite
☒ Des expectorations
☒ La toux

7) Quels sont les mécanismes de défense de l'organisme contre les poussières ?
☒ La production de mucus
☒ La présence de cils vibratiles qui tapissent les voies respiratoires

8) Quels sont les principaux moyens de prévention ?
☒ Le port d'un masque respiratoire adapté au type des poussières
☒ Les systèmes d'aspiration associés aux machines et/ou aux locaux

30

Le risque chimique

Près de 38 % des salariés sont concernés par l'exposition aux produits chimiques sur le lieu de travail : utilisation de peintures, colles, graisses, solvants, encres, désherbants, émis sous forme de poussières, de fumées, de vapeurs ou de gaz par des matériaux, des procédés ou lors de leur emploi.

1 Les produits chimiques

Tous les produits chimiques existent à l'état solide, liquide ou gazeux.

	Substance	Mélange
Définition	Élément chimique tel qu'il se présente à l'état naturel ou tel qu'il est produit	Solution composée d'au moins deux substances
Exemples	alcool à brûler soude acétone acide chlorhydrique	vernis décapant peintures colle polychloroprène connue sous le nom générique de « néoprène »
Information pour l'utilisateur	étiquette fiche toxicologique de l'INRS	étiquette fiche de données de sécurité du fabricant

2 Les voies de pénétration

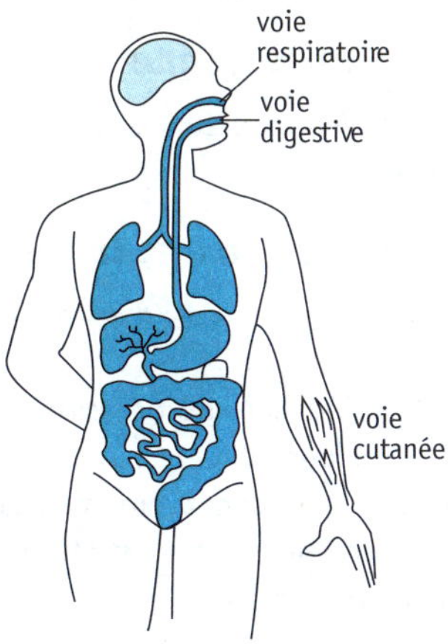

3 Les effets des produits chimiques

A Sur le corps humain

	Effets	
	À court terme intoxication aiguë = absorption d'une quantité importante de produit en une ou plusieurs fois rapprochées	**À long terme intoxication chronique = expositions prolongées ou répétées à des doses faibles. Les symptômes ne se révèlent lentement qu'au bout de quelques mois**
Appareil respiratoire	Arrêt respiratoire (asphyxie)	Effet cancérigène
Peau	Brûlures, démangeaisons, dermite	Eczéma
Système nerveux	Ébriété, perte de connaissance, coma, vertiges	Perte de mémoire, troubles du comportement
Appareil digestif	Coliques, diarrhées, nausées, vomissements	
Appareils génitaux		Altération de la fertilité

B Sur l'environnement

- Incendie,
- Explosion,
- Pollution (air, eau, sol).

4 Les mesures de prévention

A La prévention intrinsèque

Remplacer un produit dangereux par un produit moins dangereux ou inoffensif, sans déplacer le risque.

B La protection collective et individuelle

- Mesurer l'exposition au risque (mesures au niveau du poste de travail, sur 8 heures de travail).
- Éviter l'exposition régulière ou occasionnelle d'un salarié par la ventilation : captage à la source des polluants, utilisation d'un système clos, mécanisation des méthodes de travail, encoffrement des procédés…
- Porter des équipements de protection individuelle : bottes, tablier, lunettes, masque respiratoire, gants…

Ⓒ *La formation et l'information de l'opérateur*

- Fiche de données de sécurité des produits
- Panneaux de signalisation sur les équipements de protection individuelle à porter
- Fiches de procédure
- Étiquetage

ACÉTONE

DANGER

Liquide et vapeurs très inflammables.
Provoque une sévère irritation des yeux.
Peut provoquer somnolence ou vertiges.

Tenir hors de portée des enfants.
Tenir à l'écart de la chaleur / des étincelles / des flammes nues / des surfaces chaudes.
Ne pas fumer.
En cas de contact avec les yeux : rincer avec précaution à l'eau pendant plusieurs minutes. Enlever les lentilles de contact si la victime en porte et si elles peuvent être facilement enlevées. Continuer à rincer.
Stocker dans un endroit bien ventilé.
Maintenir le récipient fermé de manière étanche.
L'exposition répétée peut provoquer dessèchement ou gerçures de la peau.

N°CE 200-662-2

Un nouveau système de classification et d'étiquetage des produits chimiques : **le Système Général Harmonisé (SGH)** a été élaboré au niveau international. Il existe neuf nouveaux pictogrammes.

En Europe, le règlement « CLP » (Classification, Labelling and Packaging) prend en compte les recommandations du SGH, il établit de nouvelles règles de classification, d'étiquetage et d'emballage des produits chimiques. En 2017, les étiquettes actuelles devront avoir disparu.

Des nouveaux pictogrammes de danger	Signification
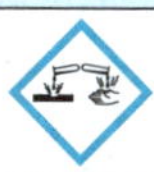	Danger de corrosion (ronge la peau en cas de contact…)
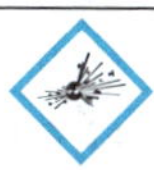	Danger d'explosion (au contact d'une flamme, d'un choc, de frottements, d'une étincelle…)
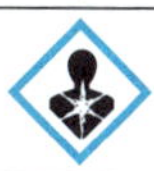	Danger pour la santé (produits cancérogènes, toxiques…)
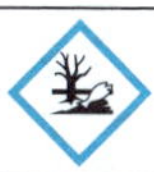	Danger pour l'environnement (effets néfastes sur les poissons…)
	Danger de toxicité aiguë (empoisonnement rapide même à faible dose)

Exercice 1 À vous de jouer !

A) Renseignez le tableau suivant.

Situation	Intoxication		Voie de pénétration dans l'organisme
	chronique	aiguë	
Angèle, coiffeuse, présente une dermatose grave sur les mains provoquée par l'usage quotidien et répété des produits qu'elle utilise dans le cadre de son activité professionnelle.			
En décapant un encadrement de fenêtre avec de l'acide fluorhydrique, Mathieu se brûle la main.			
Dans le local de pause, Raphaël, technicien de surface, a bu de l'eau de javel qui était stockée dans une bouteille d'eau minérale.			

B) Attribuez chaque nouveau pictogramme à sa famille de danger.

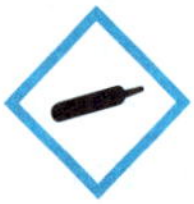 •

 •

 •

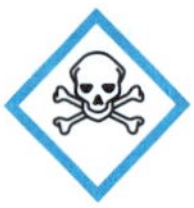 •

 •

- Danger de toxicité aiguë
- Produits comburants
- Gaz sous pression
- Danger d'incendie
- Dangers pour la santé : somnolence, vertiges, allergies cutanées, empoisonnement, irritants pour les yeux, la gorge, le nez ou la peau

Exercice 2 QCM

Cochez la ou les bonnes réponses.

1) Quelles sont les informations indispensables figurant sur l'étiquette d'un produit ?
- ☐ Le symbole de danger
- ☐ La date limite d'utilisation
- ☐ Les précautions d'utilisation

2) Qui appose le pictogramme signifiant le ou les danger(s) du produit ?
- ☐ L'utilisateur
- ☐ L'entreprise qui commande le produit
- ☐ Le fabricant

3) Quelles sont les voies de pénétration des produits chimiques ?
- ☐ La voie cutanée
- ☐ La voie sexuelle
- ☐ La voie respiratoire

4) Quels sont les effets des produits chimiques sur l'organisme humain ?
- ☐ Des brûlures
- ☐ Des cancers
- ☐ De l'hypertension

5) Quels sont les autres effets des produits chimiques ?
- ☐ Des explosions
- ☐ La pollution de rivières
- ☐ La destruction de la faune et de la flore

6) Quelle est la cause d'une intoxication aiguë ?
- ☐ Une absorption ou inhalation importante de produit
- ☐ Une exposition à des doses faibles de produit mais répétitive
- ☐ Une utilisation de produit chimique lors de son travail

7) Quel est le type de prévention qui correspond au remplacement d'un produit par un produit moins dangereux ?
- ☐ La protection individuelle
- ☐ La prévention intrinsèque
- ☐ La protection collective

8) Quelles sont les mesures qui réduisent le risque lié à l'utilisation des produits chimiques ?
- ☐ Les systèmes d'aspiration ou ventilation
- ☐ L'étiquetage des contenants lors du transvasement de produits
- ☐ Le port de gants pour les manipulations

Exercice 1 À vous de jouer !

A) Renseignez le tableau suivant.

Situation	Intoxication		Voie de pénétration dans l'organisme
	chronique	aiguë	
Angèle, coiffeuse, présente une dermatose grave sur les mains provoquée par l'usage quotidien et répété des produits qu'elle utilise dans le cadre de son activité professionnelle.	X		cutanée
En décapant un encadrement de fenêtre avec de l'acide fluorhydrique, Mathieu se brûle la main.		X	cutanée
Dans le local de pause, Raphaël, technicien de surface, a bu de l'eau de javel qui était stockée dans une bouteille d'eau minérale.		X	digestive

B) Attribuez chaque nouveau pictogramme à sa famille de danger.

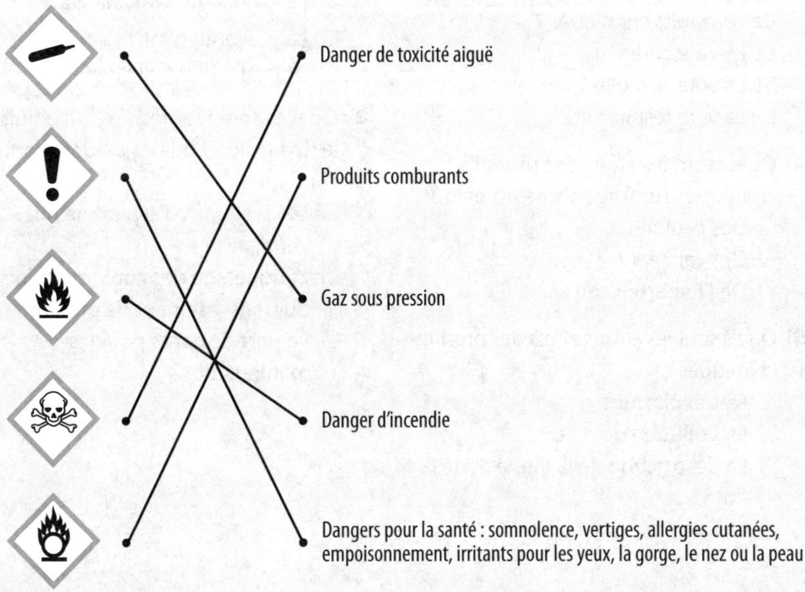

Exercice 2 QCM

1) Quelles sont les informations indispensables figurant sur l'étiquette d'un produit ?
☒ Le symbole de danger
☒ Les précautions d'utilisation

2) Qui appose le pictogramme signifiant le ou les danger(s) du produit ?
☒ Le fabricant

3) Quelles sont les voies de pénétration des produits chimiques ?
☒ La voie cutanée
☒ La voie respiratoire

4) Quels sont les effets des produits chimiques sur l'organisme humain ?
☒ Des brûlures
☒ Des cancers

5) Quels sont les autres effets des produits chimiques ?
☒ Des explosions
☒ La pollution de rivières
☒ La destruction de la faune et de la flore

6) Quelle est la cause d'une intoxication aiguë ?
☒ Une absorption ou inhalation importante de produit sur une durée courte

7) Quel est le type de prévention qui correspond au remplacement d'un produit par un produit moins dangereux ?
☒ La prévention intrinsèque

8) Quelles sont les mesures qui réduisent le risque lié à l'utilisation des produits chimiques ?
☒ Les systèmes d'aspiration ou ventilation
☒ L'étiquetage des contenants lors du transvasement de produits
☒ Le port de gants pour les manipulations

31

Le risque mécanique

Le risque mécanique est le risque lié à une défaillance humaine ou technique à l'occasion de l'utilisation d'une machine fixe ou mobile ou d'un équipement de travail.

1 *Le risque mécanique et ses effets*

Formes du risque	Phases de risque (machine ou équipement)	Dommages sur la santé
- coupure 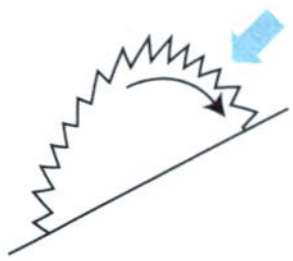 - coincement (doigt, membre…) 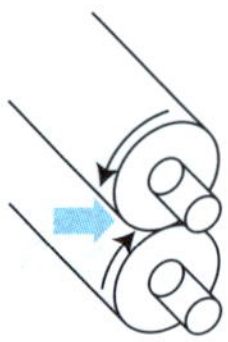 - pincement - entraînement (d'un vêtement…) - cisaillement - écrasement - choc (par un véhicule ou sa charge) - projection (de vapeur, poussières, pièces, copeaux…)	conception installation essais réglage utilisation en production circulation pour les véhicules réparation nettoyage	**Par contact direct avec un organe en mouvement** - écorchure - abrasion - écrasement - plaie - perforation - sectionnement, amputation - arrachement - fracture **Par projection** - brûlure - contusion - inclusion de corps étranger (huiles…)

2 Une conséquence : le risque d'infection

La réaction inflammatoire	
Étapes	**Commentaires**
Étape ① 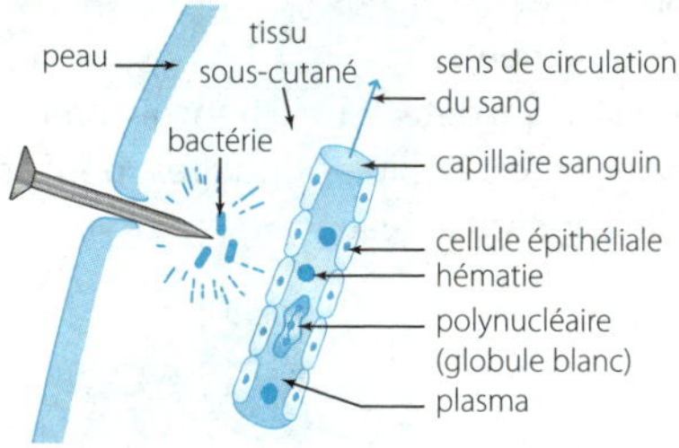	La barrière de la peau est lésée, les agents infectieux (micro-organismes) pénètrent dans la plaie, et se multiplient.
Étape ② 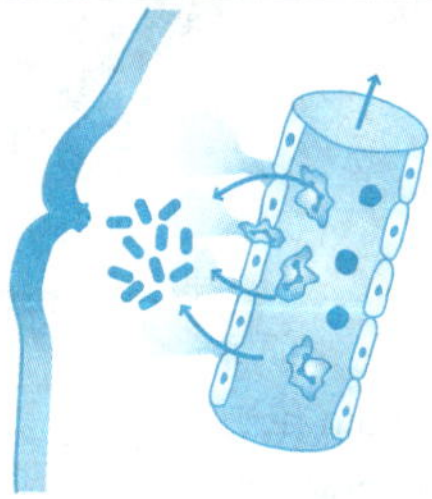	Les terminaisons nerveuses sont touchées (douleur*), les vaisseaux sanguins se dilatent (chaleur* et rougeur*) et laissent sortir du plasma (gonflement*). Les micro-organismes attirent les globules blancs qui sortent des vaisseaux sanguins, c'est **la diapédèse**. *** Les quatre signes de la réaction inflammatoire locale**
Étape ③ 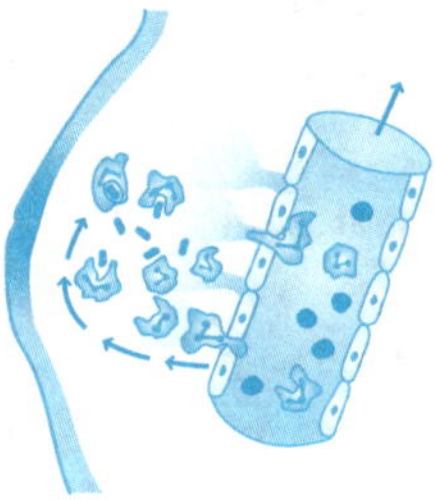	Les globules blancs entourent les micro-organismes, les englobent et les digèrent, c'est **la phagocytose.** Si tous les agents infectieux sont digérés, l'infection régresse et disparaît, la plaie cicatrise.

Si l'infection persiste, il y a formation de pus (cellules mortes + micro-organismes), les agents infectieux passent dans les vaisseaux lymphatiques (**lymphangite**), les ganglions lymphatiques grossissent et deviennent douloureux (**adénite**). Si cette barrière est franchie, les micro-organismes se propagent dans le sang, c'est la **septicémie**.

3 Les mesures de prévention

(A) La prévention intrinsèque et la protection collective

- Automatisation des interventions (ex. : machines à conditionner…).
- Conception de machines sûres.
- Capotage et cartérisation des équipements.
- Barrières physiques ou immatérielles qui détectent le franchissement du périmètre délimitant la zone de danger (ex. : cellules optiques, bords sensibles, tapis et planchers sensibles, cellule monofaisceau…).

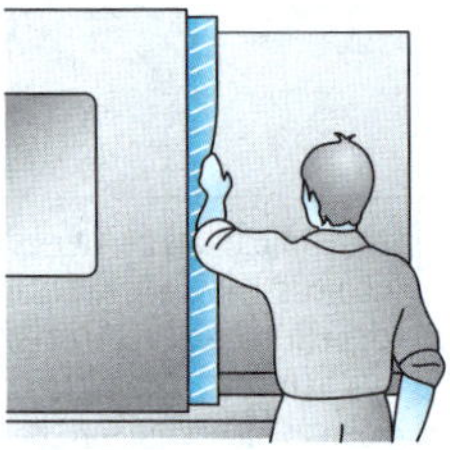

Bord sensible

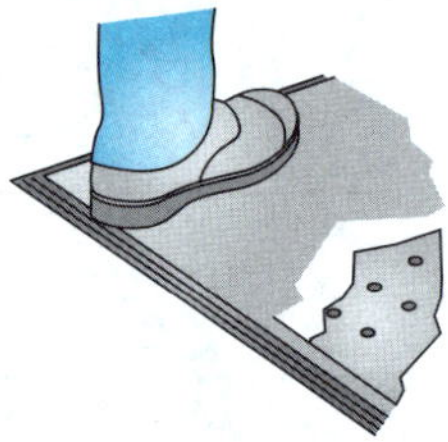

Plancher sensible

- Éloignement ou maintien du corps humain hors de la zone de danger (ex. : commandes bi manuelles, protecteur fixe…).
- Sécurisation des commandes.
- Arrêt d'urgence.
- Vérifications périodiques (ex. : pont roulant, pont élévateur, sangles…).
- Maintien en conformité des équipements de travail.
- Utilisation des aides à la manutention (ex. : bras manipulateur pour éviter de toucher à des tôles coupantes…).
- Respect des procédures d'intervention sur des organes en mouvement.
- Rythme de travail permettant le respect des temps de sécurité.

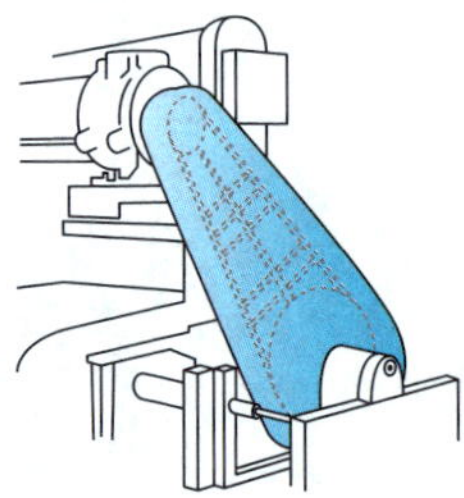

Protecteur fixe

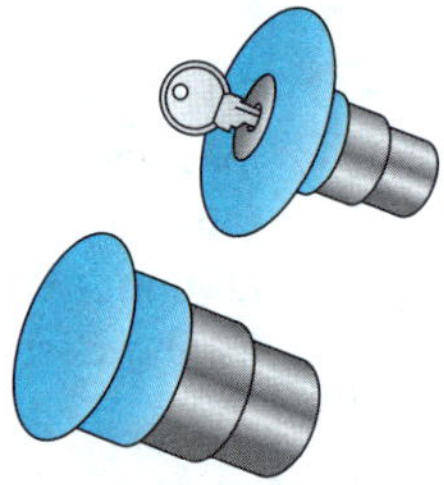

Organes d'arrêt d'urgence

(B) *La protection individuelle*

- Tenue professionnelle adaptée : gants, chaussures de sécurité, vêtements ajustés, cheveux attachés…

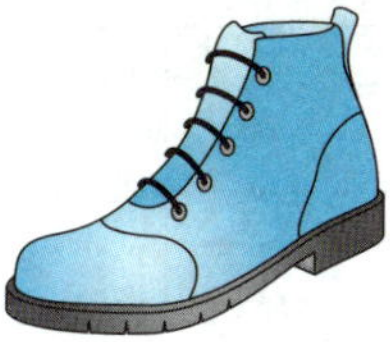
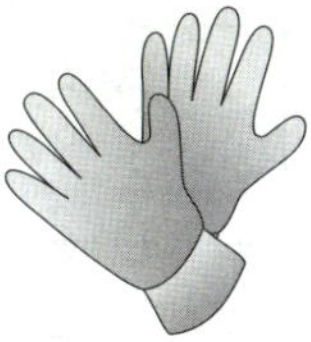
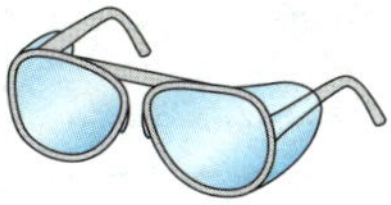
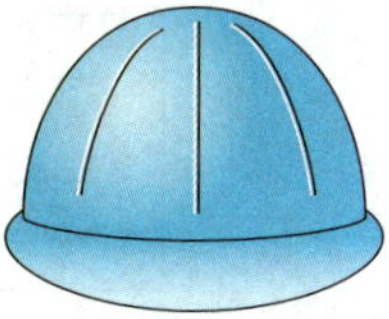

- Visite médicale à jour (audition, vision, réflexes, latéralité…).
- Vaccinations à jour (DTPolio).

(C) *La formation et l'information de l'opérateur*

- Formation spécifique ou renforcée si les machines le nécessitent.
- Fiche de risque au poste.
- Formation à la conduite des chariots automoteurs (CACES).

Exercice 1 À vous de jouer !

A) Pour un risque mécanique identifié dans votre profession, complétez le schéma d'apparition du dommage possible.

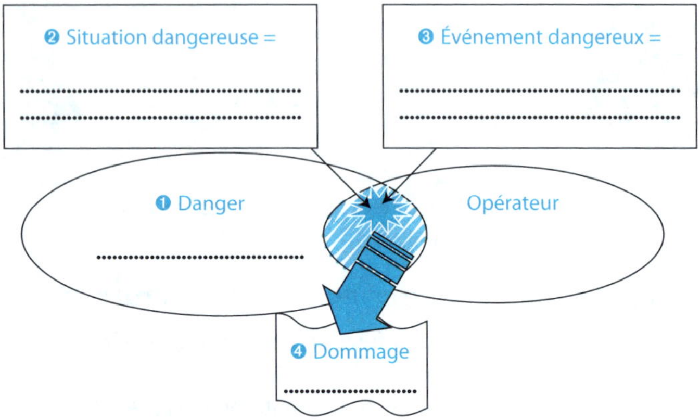

Proposez une ou plusieurs mesures de prévention.

....

....

B) À partir des lettres du terme correspondant à la définition « Enveloppe qui protège un organe mécanique », trouvez 5 mots en lien avec le chapitre sur le risque mécanique.

C	. . . .
A	. . . .
R	. . . .
T	RAVAIL
E	. . . .
R	. . . .

Exercice 2 QCM

Cochez la ou les bonnes réponses.

1) Quels sont les principaux dommages du risque mécanique ?
- ☐ Des contusions et des écrasements
- ☐ Des coupures et des plaies
- ☐ Des tendinites et des lombalgies

2) Quelle est la complication possible d'une plaie ?
- ☐ Une paralysie
- ☐ Une infection
- ☐ Une allergie

3) Quels sont les signes de la réaction inflammatoire ?
- ☐ La pâleur
- ☐ La rougeur
- ☐ Le gonflement et la douleur

4) Que permet la phagocytose ?
- ☐ La destruction des cellules étrangères par certains globules blancs
- ☐ La multiplication des globules blancs
- ☐ La dilatation des vaisseaux sanguins et la sortie des globules blancs

5) Quelle est l'étape qui correspond à l'infection généralisée du sang ?
- ☐ La leucémie
- ☐ La septicémie
- ☐ L'adénite

6) Quels sont les moyens qui permettent une protection collective ?
- ☐ La cartérisation d'une machine
- ☐ Une cellule optique
- ☐ L'affichage de l'obligation du port des gants

7) Quelles sont les mesures pour prévenir le risque mécanique ?
- ☐ Diminuer les temps de maintenance
- ☐ Respecter les procédures d'intervention sur les organes en mouvement
- ☐ Automatiser les interventions

8) Quelles sont les mesures individuelles pour prévenir le risque mécanique ?
- ☐ Le port de gants
- ☐ La vaccination
- ☐ Le soin des plaies

Exercice 1 À vous de jouer !

A) Pour un risque mécanique identifié dans sa profession, chacun aura complété le schéma d'apparition du dommage possible.

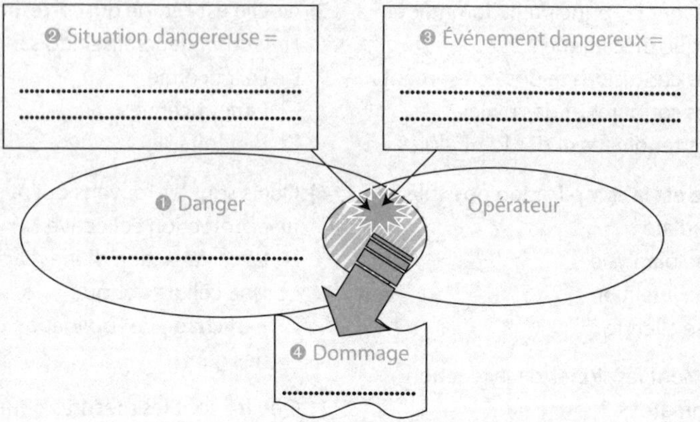

Proposez une ou plusieurs mesures de prévention.

…………………………………………………………………………………………

…………………………………………………………………………………………

Pour le schéma rempli, voyez par exemple p. 136.

B) À partir des lettres du terme correspondant à la définition « Enveloppe qui protège un organe mécanique », trouvez six mots en lien avec le chapitre sur le risque mécanique.

C	ONTUSION. . . . .
A	DÉNITE. . . . .
R	ISQUE. . . . .
T	RAVAIL. . . . .
E	CORCHURE. . . . .
R	OUGEUR. . . . .

Exercice 2 QCM

1) Quels sont les principaux dommages du risque mécanique ?
☒ Des contusions et des écrasements
☒ Des coupures et des plaies

2) Quelle est la complication possible d'une plaie ?
☒ Une infection

3) Quels sont les signes de la réaction inflammatoire ?
☒ La rougeur
☒ Le gonflement et la douleur

4) Que permet la phagocytose ?
☒ La destruction des cellules étrangères par certains globules blancs

5) Quelle est l'étape qui correspond à l'infection généralisée du sang ?
☒ La septicémie

6) Quels sont les moyens qui permettent une protection collective ?
☒ La cartérisation d'une machine
☒ Une cellule optique

7) Quelles sont les mesures pour prévenir le risque mécanique ?
☒ Respecter les procédures d'intervention sur les organes en mouvement
☒ Automatiser les interventions

8) Quelles sont les mesures individuelles pour prévenir le risque mécanique ?
☒ Le port de gants

32

Le risque électrique

Dans notre société industrielle, l'électricité est la forme d'énergie la plus utilisée. Le fait qu'elle ne se voit pas peut compromettre parfois la sécurité des personnes et des biens.

1 Les conditions du risque électrique

Pour qu'une électrocution se produise, trois conditions doivent être réunies :

- un circuit sous tension ;
- un circuit fermé ;
- une personne en contact par deux points distincts de son corps avec les parties sous tension.

2 Les formes d'électrisation

L'électrisation désigne les manifestations du courant électrique à travers le corps humain alors que l'électrocution est une électrisation mortelle. Elle peut être provoquée par :

- un contact direct : en touchant un des conducteurs normalement sous tension ;
- un contact indirect : en touchant une masse métallique quelconque mise accidentellement sous tension ;
- un amorçage d'arc ou d'étincelle ;
- un foudroiement.

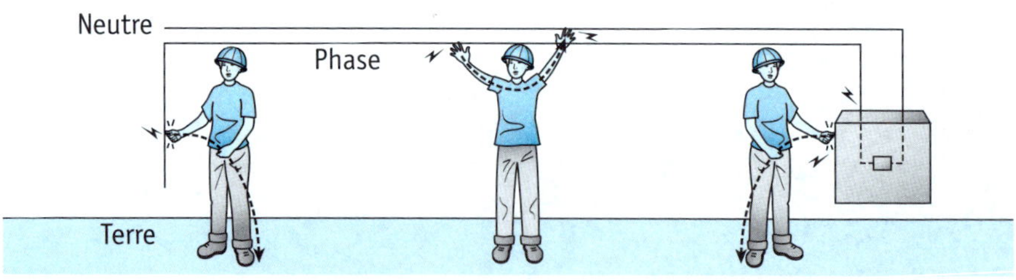

3 Les facteurs de gravité

Il faut distinguer plusieurs facteurs :

- les facteurs **physiologiques** : épaisseur et humidité de la peau, surface de contact, trajet du courant…

- les facteurs **électriques** : nature, tension, intensité, fréquence et temps de passage du courant.

4 Les effets du passage du courant électrique

0,5 à 10 mA

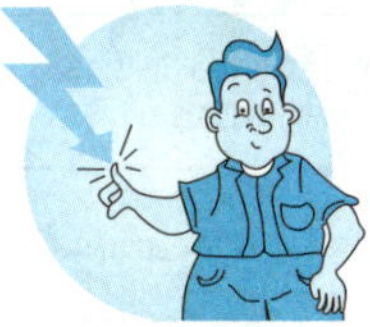

Picotements

10 mA

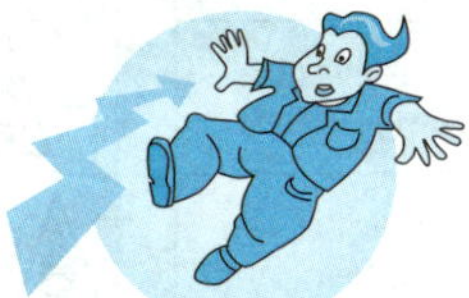

Secousse

10 mA et plus ...

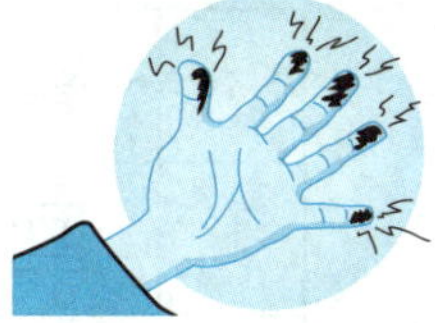

Brûlures au point de contact

10 à 20 mA

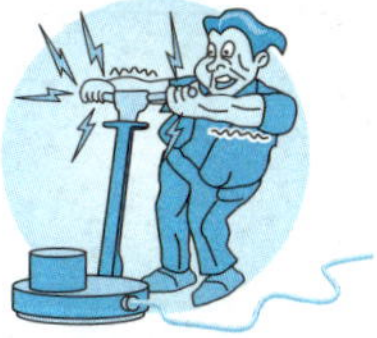

Contractures

À partir de 25 mA

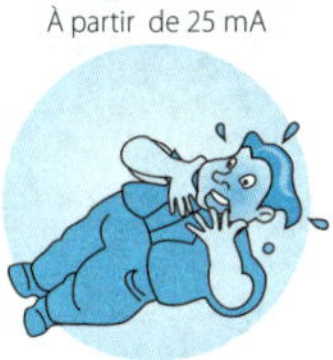

Asphyxie

40 mA pendant 5 secondes ou 80 mA pendant 1 seconde

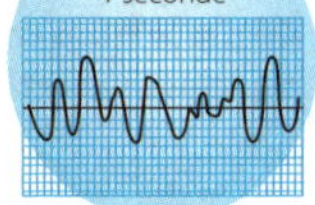

électrocardiogramme

Fibrillation cardiaque

50 mA et plus

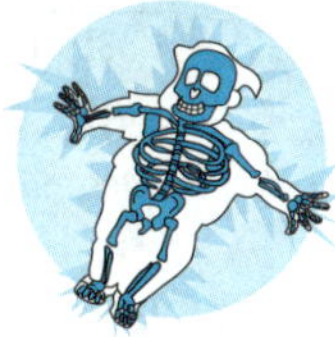

Mort

5 Les mesures de prévention

Il existe une réglementation : le décret du 14 novembre 1988.

À LA CHARGE DU CONSTRUCTEUR	À LA CHARGE DES UTILISATEURS		
Prévention intrinsèque (prévue au moment de la conception de l'appareil)	Protection collective	Protection individuelle	Formation et information de l'opérateur
– Transformateur de sécurité (source de tension inoffensive) – Fusible – Appareil de classe II (double isolation) – Matériel normalisé – …	– Interposition d'obstacle – Éloignement (lignes aériennes) – Isolation du matériel – …	– Tapis isolant – Lunettes anti UV – Gants – Casques – Outillage isolé – Vêtements secs et ininflammables – Chaussures isolantes – …	Formation à la prévention des risques professionnels HABILITATION ÉLECTRIQUE – décret du 14 Novembre 1988 – Norme C 18 510 – Fiche de sécurité – Respect des normes d'installations électriques

Exemples

❶ Un exemple de prévention intrinsèque : acheter du matériel conforme

Classe	Symbole	Utilisation
0	Pas de symbole	Interdite dans l'industrie
I		Matériel devant être relié obligatoirement à la terre
II		Matériel à double isolation, jamais relié à la terre
III		Matériel alimenté en TBTS* non relié à la terre

* TBTS : très basse tension de sécurité

Symbole	Protection
	Contre des chutes d'eau verticales
	Contre les projections d'eau, les éclaboussures
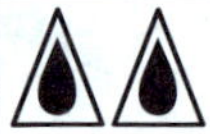	Contre les jets d'eau (lance)
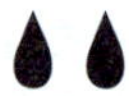	Étanche à l'immersion

❷ Des exemples de protection collective

• Des mesures de protection contre les contacts directs

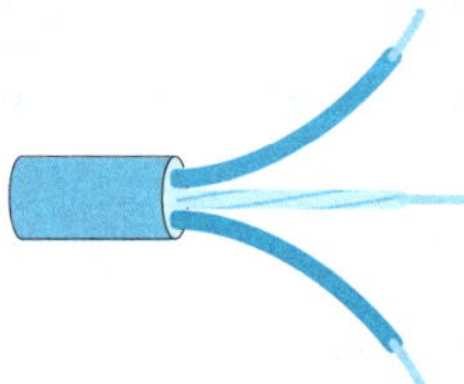

Un isolant

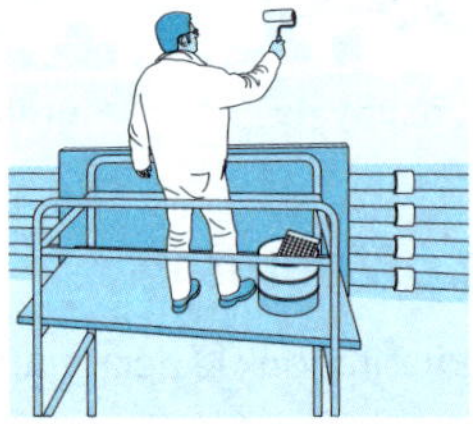

L'interposition d'un obstacle

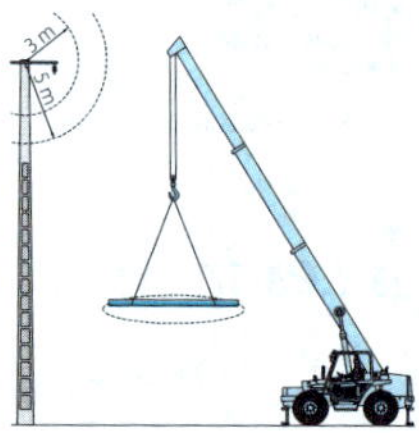

L'éloignement

• Des mesures de protection contre les contacts indirects

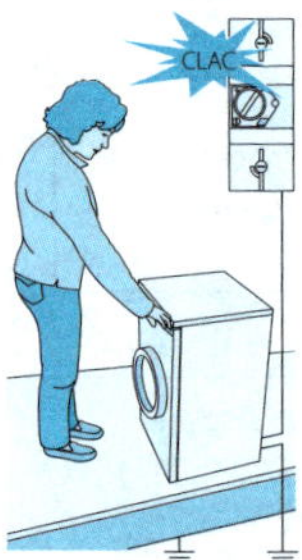

Une coupure automatique (disjoncteur différentiel)

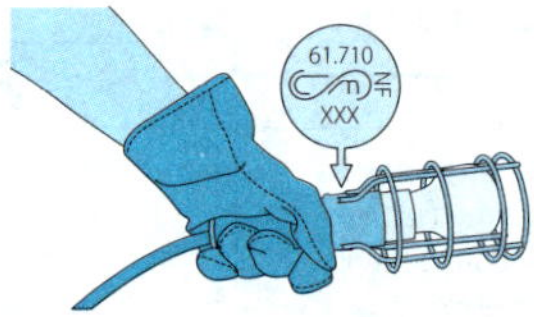

Du matériel homologué

❸ Des exemples d'équipement de protection individuelle

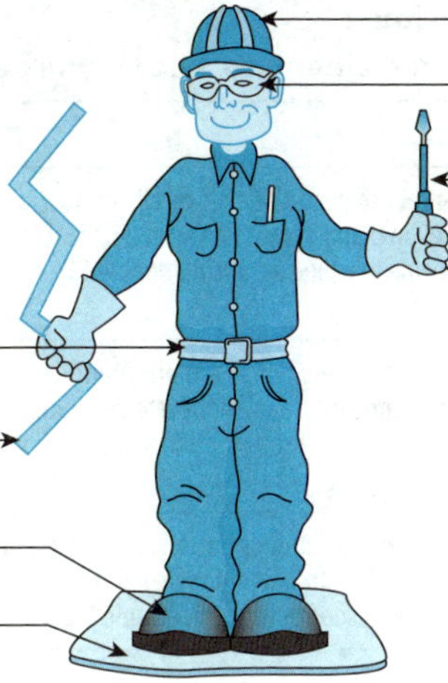

❹ Une formation

L'habilitation électrique est la reconnaissance par l'employeur de la capacité d'un personnel à effectuer en toute sécurité les tâches fixées, présentant des risques professionnels pour lui-même ou pour son environnement. C'est un document établi par l'employeur, après formation validée par un organisme de certification accrédité, signé par les deux parties, avec un recyclage conseillé tous les trois ans.

Au 1er juillet 2011

1re lettre Domaine de tension	Fonction du titulaire de l'habilitation	2e lettre Nature des opérations
B : basse tension (BT, TBT) **H** : haute tension (HT > 1 000 V)	**0** : travaux d'ordre non électrique (non électricien) **1** : travaux d'ordre électrique (exécutant électricien) **2** : chargé de travaux d'ordre électrique	**C** : consignation **N** : ravaux de nettoyage sous tension **R** : mesurages, raccordements, dépannages, essais… **T** : travaux sous tension **V** : travaux au voisinage de pièces nues **E** : essais, mesures, vérifications, manœuvres **S** : opérations simples de remplacement et de raccordement **X** : opération spéciale

	Opérations d'ordre non électrique	Opérations d'ordre électrique				
	Exécutant ou chargé de chantier	Exécutant	Chargé de travaux	Chargé de consignation	Chargé d'intervention	Chargé d'opération
Basse tension	B0	B1 – B1V	B2 – B2VB2V Essai	BC	BR – BS	BE mesurage ou essai ou vérification
Haute tension	H0 – H0V	H1 – H1V	H2 – H2VH2V Essai	HC	–	HE mesurage ou essai ou vérification

Exercice 1 À vous de jouer !

A) Pour chaque récit d'accident, cochez le type de contact dont il s'agit.

Récit d'accident	Contact direct	Contact indirect
Une employée de restaurant est électrisée alors qu'elle nettoie, à l'aide d'une serpillière mouillée, un plan de travail en acier inoxydable sur lequel est resté branchée une machine à trancher dont le câble d'alimentation est détérioré.		
Un cuisinier procède à la cuisson d'aliments dans une marmite électrique. Il reçoit une décharge électrique et heurte une autre salariée. La masse de la marmite était sous tension à la suite d'un défaut d'isolement.		
Un ouvrier électricien procède dans un sous-sol, au remplacement d'un coffret de raccordement. À un moment donné, il touche malencontreusement une pièce sous tension et s'écroule foudroyé.		

B) Décodez les deux habilitations délivrées par un employeur.

B2V : ....

H1T : ....

C) Sur une échelle de gravité 1 à 7, classez les effets du passage du courant électrique sur le corps humain ; indiquez pour chaque effet l'intensité du courant correspondante.

Effets du courant	Échelle de gravité	Intensité du courant
	7	
	6	
	5	
	4	
	3	
	2	
	1	

Exercice 2 QCM

Cochez la ou les bonnes réponses.

1) Qu'est-ce qu'une électrisation ?
- ☐ La manifestation du passage du courant électrique dans le corps
- ☐ Une électrocution
- ☐ Un arc électrique

2) Quelle est l'origine de l'électrisation par contact indirect ?
- ☐ Toucher un des conducteurs normalement sous-tension
- ☐ Toucher une masse métallique mise accidentellement sous-tension
- ☐ Être foudroyé

3) Quels sont les effets possibles du passage d'un courant supérieur à 25 mA dans le corps humain ?
- ☐ Un risque d'asphyxie
- ☐ Des picotements
- ☐ Une fibrillation cardiaque voire la mort

4) Quel est le moyen de protection contre les contacts directs ?
- ☐ Un disjoncteur différentiel
- ☐ La mise à la terre
- ☐ L'interposition d'obstacles

5) Que signifie un matériel dit « Double isolation » ?
- ☐ L'appareil n'est jamais relié à la terre
- ☐ L'appareil peut être utilisé dans des lieux humides
- ☐ L'appareil appartient à la classe II

6) Quels sont les équipements de protection individuelle pour des travaux sous-tension ?
- ☐ Un tapis isolant
- ☐ Des gants
- ☐ Des outils conducteurs

7) Quelles sont les obligations pour effectuer une réparation en basse tension ?
- ☐ Le niveau d'études
- ☐ L'habilitation électrique adaptée
- ☐ L'équipement de protection individuelle

8) Qui délivre une habilitation électrique ?
- ☐ Un organisme de formation
- ☐ La CARSAT
- ☐ L'employeur

Exercice 1 À vous de jouer !

A) Pour chaque récit d'accident, cochez le type de contact dont il s'agit.

Récit d'accident	Contact direct	Contact indirect
Une employée de restaurant est électrisée alors qu'elle nettoie, à l'aide d'une serpillière mouillée, un plan de travail en acier inoxydable sur lequel est resté branchée une machine à trancher dont le câble d'alimentation est détérioré.		X
Un cuisinier procède à la cuisson d'aliments dans une marmite électrique. Il reçoit une décharge électrique et heurte une autre salariée. La masse de la marmite était sous tension à la suite d'un défaut d'isolement.		X
Un ouvrier électricien procède dans un sous-sol, au remplacement d'un coffret de raccordement. À un moment donné, il touche malencontreusement une pièce sous tension et s'écroule foudroyé.	X	

B) Décodez les deux habilitations délivrées par un employeur.

B2V : Chargé de travaux au voisinage de basse tension.

H1T : Électricien habilité pour les travaux sous basse et haute tension.

C) Sur une échelle de gravité 1 à 7 :

- classez les effets du passage du courant électrique sur le corps humain ;
- indiquez pour chaque effet l'intensité du courant correspondante.

Effets du courant	Échelle de gravité	Intensité du courant
mort	7	+ 50 mA
fibrillation cardiaque	6	40 mA
asphyxie	5	25 mA
contractures	4	10 à 20 mA
brûlures point contact	3	+ 10 mA
secousse	2	10 mA
picotements	1	0,5 à 10 mA

Exercice 2 QCM

1) Qu'est-ce qu'une électrisation ?

☒ La manifestation du passage du courant électrique dans le corps

2) Quelle est l'origine de l'électrisation par contact indirect ?

☒ Toucher une masse métallique mise accidentellement sous tension

3) Quels sont les effets possibles du passage d'un courant supérieur à 25 mA dans le corps humain ?

☒ Un risque d'asphyxie

☒ Une fibrillation cardiaque voire la mort

4) Quel est le moyen de protection contre les contacts directs ?

☒ L'interposition d'obstacles

5) Que signifie un matériel dit « Double isolation » ?

☒ L'appareil n'est jamais relié à la terre

☒ L'appareil appartient à la classe II

6) Quels sont les équipements de protection individuelle pour des travaux sous tension ?

☒ Un tapis isolant

☒ Des gants

☒ Des outils conducteurs

7) Quelles sont les obligations pour effectuer une réparation en basse tension ?

☒ L'habilitation électrique adaptée

☒ L'équipement de protection individuelle

8) Qui délivre une habilitation électrique ?

☒ L'employeur

33

Le risque incendie

En France, de nombreux incendies se déclarent chaque jour. Si le nombre de victimes directes (décès, brûlés, intoxiqués par les fumées) est relativement faible, les coûts engendrés, en revanche, s'avèrent très élevés.

1 Le triangle du feu

Trois composantes sont nécessaires au déclenchement d'un feu :
- **un combustible** (corps qui a la particularité de brûler, comme le bois) ;
- **un comburant** (corps qui permet et entretient la combustion comme l'oxygène) ;
- **une source d'énergie** (chaleur nécessaire pour démarrer la combustion).

Il suffit de supprimer l'un des trois éléments pour arrêter un feu.

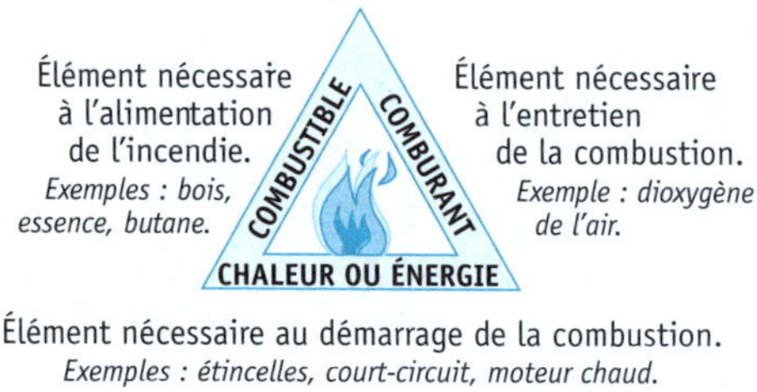

2 Les classes de feu

Classes de feu	Exemples	Extincteurs utilisables	Principe d'extinction
A Feux secs (matériaux solides qui forment des braises)	bois, carton, tissus, paille, papier…	- eau - eau pulvérisée avec additif - poudre polyvalente - mousses	Refroidissement ou étouffement
B Feux gras (liquides et solides liquéfiables)	essence, alcools, fioul, goudron, graisse…	- eau pulvérisée avec additif - poudre polyvalente - CO_2 (dioxyde de carbone) - mousses	Étouffement
C Feux de gaz	méthane, butane, propane, hydrogène…	- poudre polyvalente - CO_2	Étouffement
D Feux de métaux	sodium, aluminium, magnésium…	- extincteurs spéciaux	Étouffement

3 La conduite à tenir en présence d'un incendie

Deux cas peuvent se présenter :

- **le feu est maîtrisable** : éteindre le feu le plus vite possible avec un extincteur approprié ou un robinet d'incendie armé (RIA) ou le déclenchement des sprinklers.

Extincteur

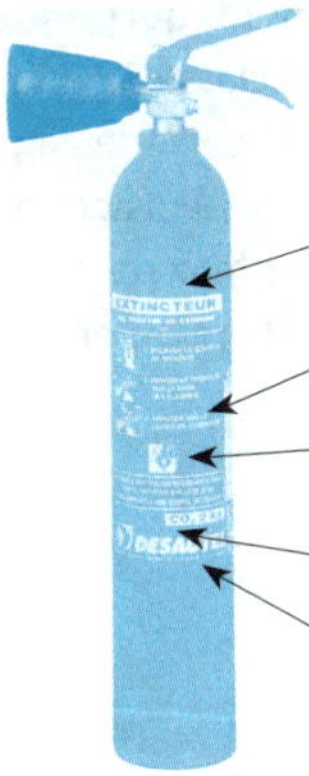

Informations données	Intérêt de ces informations
55 A	Capacité d'extinction de l'appareil : 55 kg de matière solide
1. Enlever la sécurité. 2. Viser la base des flammes.	Mode d'emploi
A	Classe de feu : A = feu sec
Adresse du fabricant	Obtention de renseignements complémentaires
Date de la dernière vérification (exemple : 2/6/2011)	Conformité de l'appareil vérification annuelle

Sprinklers

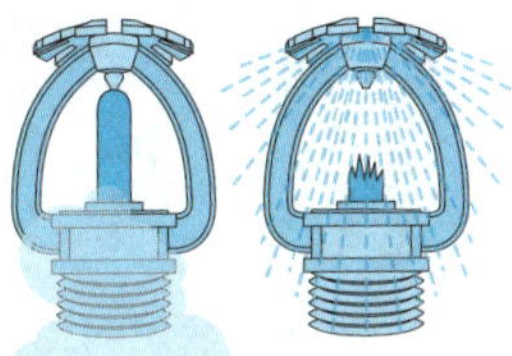

Robinet d'incendie armé

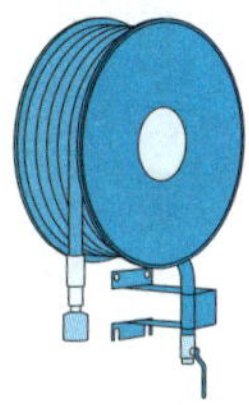

- **le feu a pris de l'ampleur** : appliquer la procédure :
  - **alarmer** : déclencher l'alarme ou crier « Au feu » ;
  - **alerter** les pompiers : téléphoner au numéro 18 ;
  - **évacuer** les lieux et rejoindre le point de rassemblement.

4 Les moyens de prévention

Ils sont nombreux :

- choisir des matériaux résistants au feu ;
- utiliser du matériel électrique dit « de sûreté » ;
- séparer les points chauds du stockage des combustibles ;
- prévoir un nombre suffisant d'extincteurs adaptés aux risques ;
- signaler le matériel de lutte contre l'incendie ;
- effectuer régulièrement des exercices d'évacuation ;
- informer le personnel sur les risques d'incendie de l'entreprise ;
- former une équipe de première intervention ;
- faire contrôler le matériel par des organismes agréés ;
- …

Exercice 1 À vous de jouer !

Complétez les mots croisés à l'aide des définitions suivantes.

Verticalement

1. Un système d'arrosage rotatif par aspersion

2. Le comburant le plus courant

3. L'objet du chapitre étudié

4. La fréquence de révision des extincteurs

5. Un appareil indispensable pour éteindre un début d'incendie

Horizontalement

A. Doit être déclenchée, dans l'entreprise, dès que le feu prend de l'ampleur

B. Un composant qui permet d'éteindre les feux de classe B

C. Le carton, la paille, le papier en sont un

D. C'est le principe d'action utilisé pour éteindre les feux de classe B, C

E. Il est volontaire ou professionnel

Exercice 2 QCM

Cochez la ou les bonnes réponses.

1) Quels sont les éléments nécessaires au déclenchement d'un incendie ?
- ☐ Un carburant et un comburant
- ☐ Une énergie d'activation telle que la chaleur
- ☐ Une combustion

2) À quelle classe de feux correspond un feu de bois ?
- ☐ La classe A
- ☐ La classe B
- ☐ La classe C

3) Quel est le but du comburant ?
- ☐ Entretenir la combustion
- ☐ Amorcer la combustion
- ☐ Arrêter la combustion

4) Quel est le principe d'extinction du feu des extincteurs à poudre ?
- ☐ Le refroidissement
- ☐ La conduction
- ☐ L'étouffement

5) Que signifie l'inscription « 34 A » sur un extincteur ?
- ☐ L'extincteur peut éteindre 34 litres de produit liquide en feu
- ☐ L'extincteur peut éteindre 34 kilogrammes de matière solide en feu
- ☐ L'extincteur contient 34 litres d'eau

6) Quelle est la périodicité légale pour la vérification des extincteurs ?
- ☐ Tous les deux ans
- ☐ Tous les dix ans
- ☐ Tous les ans

7) Quelles sont les actions à effectuer si un feu prend de l'ampleur ?
- ☐ Déclencher le dispositif d'alarme
- ☐ Alerter les sapeurs-pompiers
- ☐ Essayer de lutter contre le feu en attendant les secours

8) Quels sont les dispositifs de lutte contre le feu ?
- ☐ Les sprinklers
- ☐ Les robinets d'incendie armés
- ☐ Les lave-œil

33 corrigés

Exercice 1 À vous de jouer !
Complétez les mots croisés à l'aide des définitions suivantes.

																			5 E
																			X
																			T
																			I
																			N
																			C
												3 I							T
												N		A 4 A	L	A	R	M	E
												C		N					U
1 S							B P	O	U	D	R	E		N					R
P												N		U					
R												D		E					
I					C C	2 O	M	B	U	S	T	I	B	L	E				
N						X						E		L					
K						Y								E					
L						G													
D E	T	O	U	F	F	E	M	E	N	T									
R						N													
			E S	A	P	E	U	R	-	P	O	M	P	I	E	R			

Exercice 2 QCM

1) Quels sont les éléments nécessaires au déclenchement d'un incendie ?
☒ Un carburant et un comburant
☒ Une énergie d'activation telle que la chaleur

2) À quelle classe de feux correspond un feu de bois ?
☒ La classe A

3) Quel est le but du comburant ?
☒ Entretenir la combustion

4) Quel est le principe d'extinction du feu des extincteurs à poudre ?
☒ L'étouffement

5) Que signifie l'inscription « 34 A » sur un extincteur ?
☒ L'extincteur peut éteindre 34 kilogrammes de matière solide en feu

6) Quelle est la périodicité légale pour la vérification des extincteurs ?
☒ Tous les ans

7) Quelles sont les actions à effectuer si un feu prend de l'ampleur ?
☒ Déclencher le dispositif d'alarme
☒ Alerter les sapeurs-pompiers

8) Quels sont les dispositifs de lutte contre le feu ?
☒ Les sprinklers
☒ Les robinets d'incendie armés

34

Le risque lié à l'éclairage

Un éclairage adapté au poste de travail est indispensable afin de permettre aux opérateurs d'accomplir leurs tâches sans fatigue ni gêne.

1 *La nature et les sources de la lumière*

La principale source de lumière naturelle est la lumière solaire. Les sources de lumière artificielle sont des lampes à incandescence, à fluorescence et à décharge.

2 *L'éclairement*

Espaces	Exemples	Valeurs d'éclairement artificiel moyen (exprimées en lux)	
		Valeurs recommandées (d'après NF X 35-103)	Valeurs minimales réglementaires (d'après le Code du travail)
Circulations extérieures	Entrées, cours, allées	30	10
	Aires de travail extérieures (exemple : quais de chargement)	75	40
Circulations intérieures	Entrepôts	150	60
	Couloirs, escaliers	100 à 300	40 à 60
Locaux de travail : selon le type d'activité	Mécanique moyenne, travaux de bureau		200
	Travail de petites pièces, bureau de dessin, travail à l'établi, soudure		300
	Mécanique fine, comparaison de couleurs, dessin difficile		400
	Établissements : salles de classe tableaux, CDI, dessin d'art	400 500	300
	Mécanique de précision, électronique		600
	Industrie du bois : scierie Travail sur machines	150 500	
	Industrie du verre : gravure, contrôle	500	
	Peinture	750 à 1 000	
	Industrie de l'habillement : piqûre…	1 000	

La mesure de l'éclairement, exprimé en lux, permet de déterminer si la quantité de lumière qui parvient à l'objet est suffisante pour que celui-ci soit perçu sans effort. Pour effectuer cette mesure on utilise un luxmètre.

3 Les facteurs du confort visuel

Les facteurs qui contribuent au confort visuel d'un opérateur à son poste de travail sont les suivants :

- un niveau d'éclairement suffisant ;
- l'absence d'éblouissement ;
- l'absence de contraste ;
- la prise en compte des caractéristiques visuelles de l'opérateur ;
- un rendu des couleurs compatibles avec la tâche à accomplir.

4 Le mécanisme de la vision

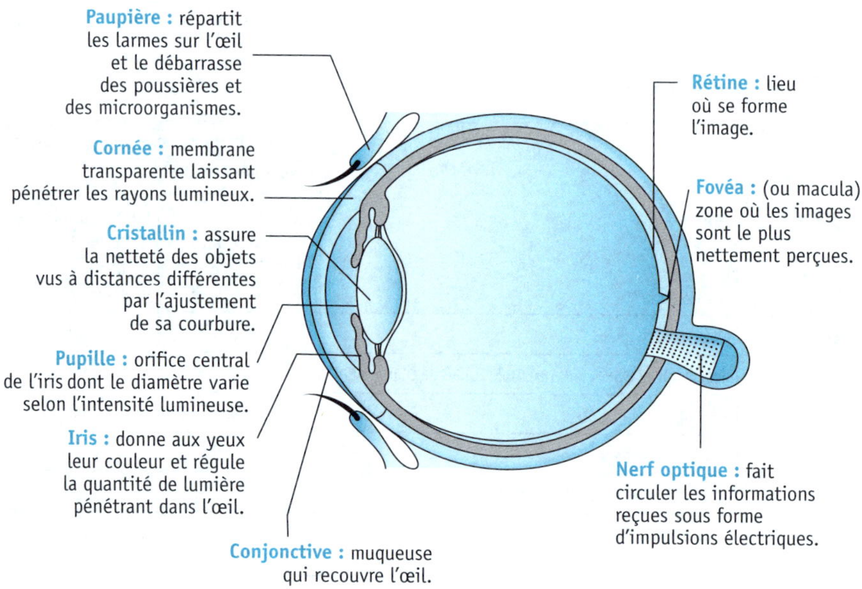

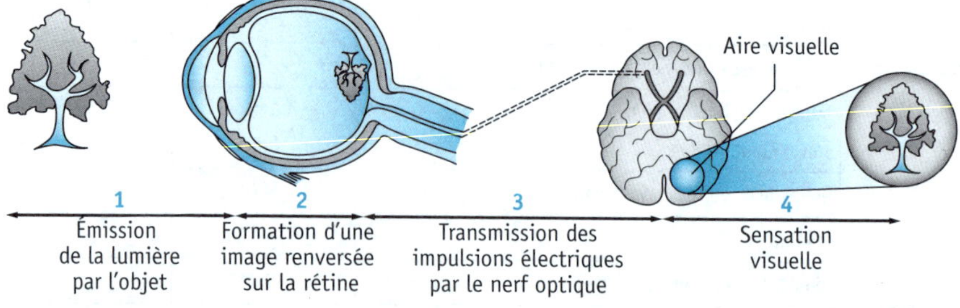

5 Les effets d'un éclairage mal adapté

Effets oculaires	Effets sur l'organisme	Effets sur le travail
- larmoiements - brûlures - rougeur - picotement - vision floue	- maux de tête - vertiges - troubles posturaux (ex. : cervicalgies, lombalgies…) - fatigue générale	- manque de précision - diminution de la qualité - diminution du rendement - augmentation de la fréquence des accidents du travail

6 Les mesures de prévention

Pour prévenir la fatigue visuelle, il convient d'agir sur trois domaines :

- **l'éclairage** (ex. : préférer l'éclairage indirect afin de limiter les risques d'éblouissements, avoir des zones d'éclairage uniformes afin d'éviter les contrastes, avoir un nombre de luminaires permettant un niveau d'éclairement suffisant, entretenir régulièrement les luminaires) ;
- **le poste et l'organisation du travail** (ex. : alterner des tâches à prédominance visuelle et des tâches moins contraignantes pour la vision, installer les postes de travail latéralement par rapport aux fenêtres, utiliser des matériaux de finitions mats pour éviter l'éblouissement ;
- **la vision** (ex. : corriger les défauts de vision, contrôler périodiquement la vision).

Exercice 1 À vous de jouer !

A) Complétez la grille à partir des définitions suivantes :

1) Personne qui exécute une activité de travail

2) Provoqué par un éclairage trop important

3) Régule la quantité de lumière pénétrant dans l'œil

4) Unité de mesure du niveau d'éclairement

1	O										
2	E										
3	I										
4	L										

B) Reliez chaque action aux mesures correspondantes.

Action sur l'éclairage •

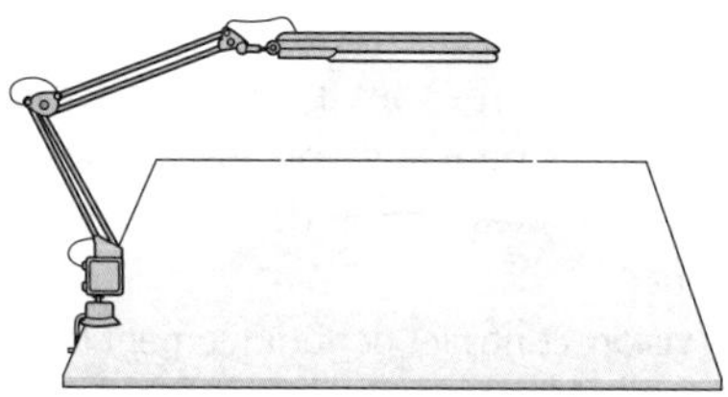

Action sur le poste et l'organisation du travail •

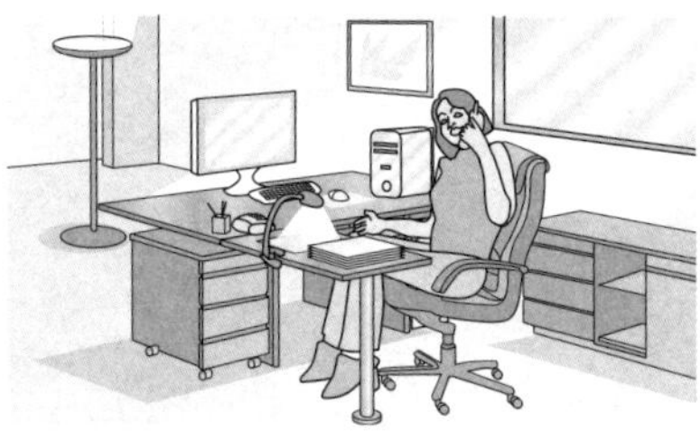

- préférer l'éclairage indirect ;
- choisir des luminaires moins éblouissants type réflecteur, diffuseur ;
- entretenir régulièrement les luminaires ;
- avoir un nombre de luminaires permettant un niveau d'éclairement suffisant ;
- utiliser des couleurs claires pour les revêtements ;
- utiliser des matériaux de finition mats pour éviter l'éblouissement ;
- aménager des pauses.

Exercice 2 QCM

Cochez la ou les bonnes réponses.

1) Quelles sont les principales sources de lumière ?
- ☐ La lumière artificielle
- ☐ La lumière synthétique
- ☐ La lumière naturelle

2) Quelle est l'unité utilisée pour mesurer le niveau d'éclairement ?
- ☐ Le lumen
- ☐ Le lux
- ☐ Le candela/m^2

3) Quels sont les critères de confort visuel ?
- ☐ L'absence d'éblouissement
- ☐ L'efficacité lumineuse
- ☐ Le rendu des couleurs

4) Sur quelle membrane se fixe l'image perçue par l'œil ?
- ☐ La sclérotique
- ☐ La choroïde
- ☐ La rétine

5) Quel est l'organe qui limite la quantité de lumière qui pénètre dans l'œil ?
- ☐ L'iris
- ☐ La pupille
- ☐ La rétine

6) Quelles peuvent être les conséquences d'un éclairage mal adapté sur le travail ?
- ☐ Un accident du travail
- ☐ Une diminution de la qualité
- ☐ Des larmoiements

7) Quelles sont les mesures individuelles qui permettent de préserver la vision des opérateurs ?
- ☐ Faire des bains oculaires tous les soirs
- ☐ Porter des lunettes ou écran pour certaines opérations comme la soudure
- ☐ Faire contrôler régulièrement sa vision

8) Comment améliorer l'ambiance lumineuse dans une entreprise ?
- ☐ Augmenter le nombre de luminaires
- ☐ Équiper les luminaires de grille de défilement
- ☐ Préférer des surfaces brillantes

© Éditions Foucher

Exercice 1 À vous de jouer !

A) Complétez la grille à partir des définitions suivantes :

1) Personne qui exécute une activité de travail

2) Provoqué par un éclairage trop important

3) Régule la quantité de lumière pénétrant dans l'œil

4) Unité de mesure du niveau d'éclairement

1	O	P	E	R	A	T	E	U	R		
2	E	C	L	A	I	R	E	M	E	N	T
3	I	R	I	S							
4	L	U	X								

B) Reliez chaque action aux mesures correspondantes.

Action sur l'éclairage

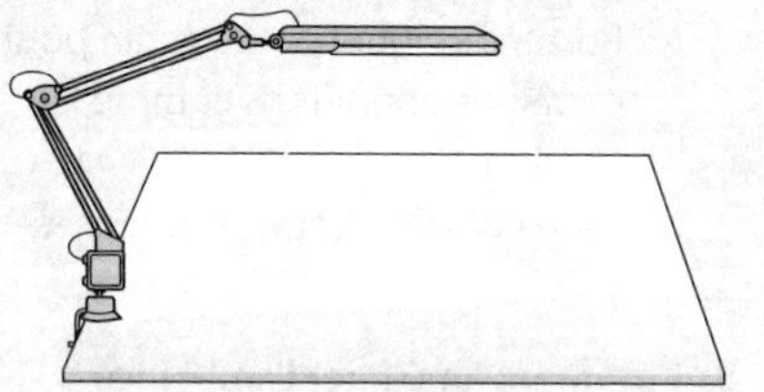

Action sur le poste et l'organisation du travail

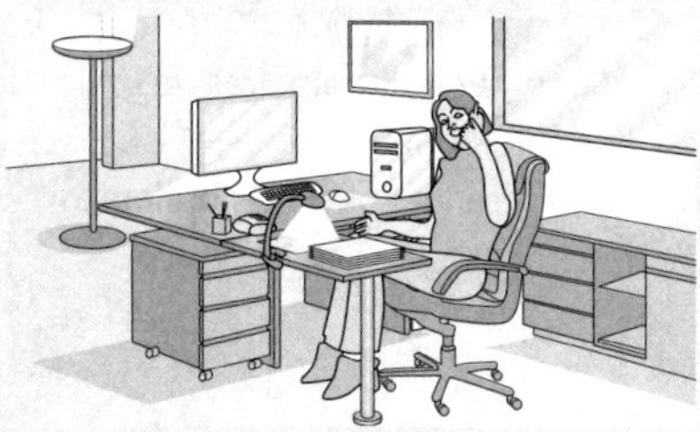

- préférer l'éclairage indirect ;
- choisir des luminaires moins éblouissants type réflecteur, diffuseur ;
- entretenir régulièrement les luminaires ;
- avoir un nombre de luminaires permettant un niveau d'éclairement suffisant ;
- utiliser des couleurs claires pour les revêtements ;
- utiliser des matériaux de finition mats pour éviter l'éblouissement ;
- aménager des pauses.

© Éditions Foucher

Exercice 2 QCM

1) Quelles sont les principales sources de lumière ?
- ☒ La lumière artificielle
- ☒ La lumière naturelle

2) Quelle est l'unité utilisée pour mesurer le niveau d'éclairement ?
- ☒ Le lux

3) Quels sont les critères du confort visuel ?
- ☒ L'absence d'éblouissement
- ☒ Un niveau d'éclairement suffisant

4) Sur quelle membrane se fixe l'image perçue par l'œil ?
- ☒ La rétine

5) Quel est l'organe qui limite la quantité de lumière pénétrant dans l'œil ?
- ☒ L'iris

6) Quelles peuvent être les conséquences d'un éclairage mal adapté sur le travail ?
- ☒ Un accident du travail
- ☒ Une diminution de la qualité du travail
- ☒ Des larmoiements

7) Quelles sont les mesures individuelles qui permettent de préserver la vision des opérateurs ?
- ☒ Porter des lunettes ou écran pour certaines opérations comme la soudure
- ☒ Faire contrôler régulièrement sa vision

8) Comment améliorer l'ambiance lumineuse dans une entreprise ?
- ☒ Augmenter le nombre de luminaires
- ☒ Équiper les luminaires de grille de défilement

35

Le risque lié à la charge mentale

Malgré la réduction du temps de travail, les nouvelles technologies et l'amélioration de la prévention dans les entreprises, de nouveaux facteurs menacent la santé mentale et psychologique des travailleurs dans tous les secteurs professionnels.

1 La définition de la charge mentale

La charge mentale est un état de mobilisation globale de l'opérateur humain résultant de l'accomplissement d'une tâche mettant en jeu le traitement d'informations. Elle symbolise le coût de ce type de travail pour l'opérateur (exemples : efforts de concentration, de compréhension, d'adaptation…).

2 Les facteurs de surcharge mentale

- Une charge de travail trop importante.
- Les relations avec les collègues.
- La difficulté à concilier vie professionnelle et vie privée.
- Le manque d'écoute et de soutien de la hiérarchie.
- Le stress.
- Le harcèlement.

(A) Le stress professionnel

• La définition

D'après l'Agence européenne pour la sécurité et la santé au travail, le stress survient lorsqu'il y a déséquilibre entre la perception qu'une personne a des contraintes que lui impose son environnement et la perception qu'elle a de ses propres ressources pour y faire face.

• Le mécanisme physiologique du stress

Face à un stimulus stressant, l'organisme réagit en trois phases.

Les différentes phases	Les caractéristiques de chaque phase
❶ Phase d'alarme 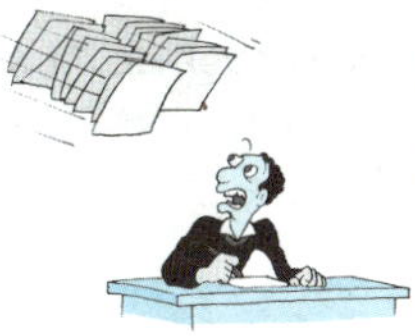	La libération d'hormones (ex. : adrénaline) provoque plusieurs réactions physiques qui ont pour but de préparer l'organisme à réagir. 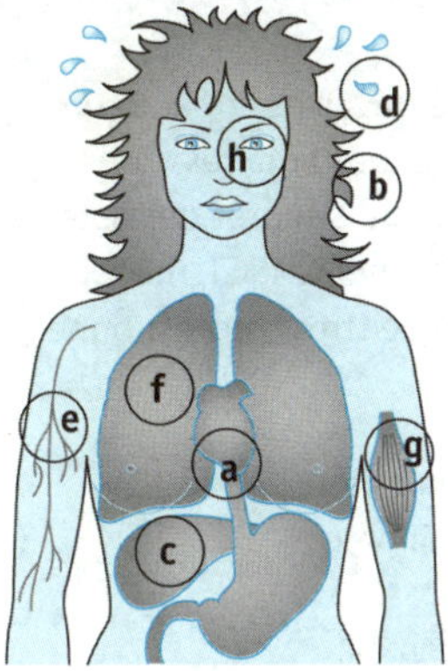 **a** Le cœur se contracte plus fort et bat plus vite. **b** Les cheveux se hérissent. **c** Le taux de sucre dans le sang s'élève (utilisation des réserves du foie). **d** La transpiration augmente. **e** La pression artérielle augmente. **f** Le rythme respiratoire s'accélère. **g** Les muscles reçoivent un afflux de sang. **h** Les pupilles se dilatent.
❷ Phase de résistance 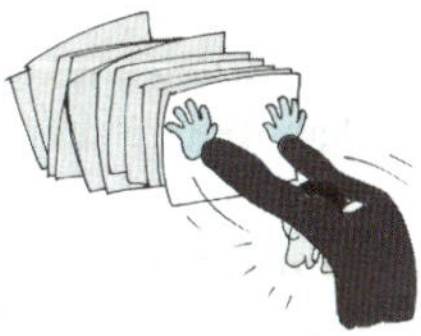	Si la situation stressante se prolonge, de nouvelles hormones sont secrétées par l'organisme dont le cortisol qui augmente le taux de sucre dans le sang pour apporter l'énergie nécessaire aux muscles, au cœur, et au cerveau.
❸ Phase d'épuisement 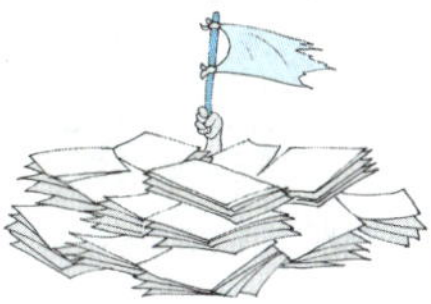	Lorsque la situation stressante dure trop longtemps ou s'intensifie, l'organisme ne peut plus faire face, c'est l'état de stress chronique. L'organisme est submergé d'hormones activatrices pouvant nuire à sa santé.

Ⓑ *Le harcèlement au travail*

Les harcèlements moral et sexuel sont interdits et réprimés par le Code du travail.

• *Le harcèlement moral*

Il se caractérise par des « actes » répétés (comportements, paroles, intimidations, suppression de l'outil de travail, gestes…). Il porte atteinte à la personnalité, la dignité ou l'intégrité physique ou psychique d'un salarié. Enfin, il compromet l'avenir professionnel du salarié.

• *Le harcèlement sexuel*

Il concerne les agissements de toute personne « dans le but d'obtenir des faveurs de nature sexuelle *à son profit ou au profit d'un tiers* » (d'après le Code du travail).

3 Les mesures de prévention

(A) Contre le stress

• Au travail

- Améliorer les conditions de travail des opérateurs (temps de pause, aménagement de l'espace de travail et des horaires...) ;
- Privilégier l'écoute et le dialogue auprès des acteurs de prévention de l'entreprise (représentant du personnel, CHSCT, médecin du travail...) ;
- Informer les employeurs sur le stress professionnel.

• Dans la vie sociale

- Faire du sport pour évacuer les tensions ;
- Avoir une alimentation équilibrée ;
- Modérer les excitants ;
- Respecter les temps de sommeil.

(B) Contre le harcèlement

- S'appuyer sur les structures représentatives du personnel (CHSCT, délégués du personnel), en les formant si besoin aux risques psychosociaux, pour élaborer des actions de prévention adaptées.
- Faire appel aux compétences des services de santé au travail (médecin du travail).
- Repérer les dysfonctionnements au niveau de l'organisation du travail (déséquilibre dans la répartition de tâches, moyens inadaptés pour atteindre les objectifs fixés...).
- Sensibiliser et accompagner l'encadrement (repérage des situations problématiques, gestion de conflits...).
- Impliquer et former les salariés (importance de leur contribution à l'élaboration de mesures de prévention adaptées).

Exercice 1 À vous de jouer !

Complétez les mots croisés à l'aide des définitions suivantes.

Verticalement

1. Déséquilibre entre la perception des contraintes et les ressources de l'individu

2. Hormone libérée à la phase de résistance

3. Phase qui prépare l'organisme à réagir

4. Peut être moral ou sexuel

Horizontalement

A. Substance sécrétée par une glande

B. Deuxième phase de réaction au stress

C. Hormone libérée à la phase d'alarme

D. Troisième phase du stress

Exercice 2 QCM

Cochez la ou les bonnes réponses.

1) Qu'elle est la définition de la charge mentale ?

☐ L'ensemble des ressources que l'opérateur doit mobiliser pour effectuer un travail
☐ La réaction de l'organisme face à un travail excessif
☐ L'ensemble des troubles occasionnés par le travail

2) Quels sont les éléments à l'origine de la surcharge mentale ?

☐ La contrainte de temps
☐ L'excès de sport
☐ La multiplicité des tâches

3) Quelle est la définition du stress ?

☐ Une accumulation de dépôt graisseux dans les artères
☐ Un déséquilibre entre la perception des contraintes et les ressources de l'individu
☐ Une sécrétion excessive d'insuline

4) Quelles sont les phases du stress ?

☐ L'alarme
☐ La résistance
☐ L'épuisement

5) Quelles sont les réactions immédiates de l'organisme face au stress ?

☐ L'accélération du rythme cardiaque
☐ La diminution du débit sanguin
☐ L'augmentation de la transpiration

6) Quelles sont les hormones libérées lors de situations stressantes ?

☐ L'insuline
☐ L'adrénaline
☐ Le cortisol

7) Quelles instances de l'entreprise peuvent aidées un salarié harcelé au travail ?

☐ Les organisations syndicales représentatives de l'entreprise
☐ Le médecin du travail
☐ Le CHSCT

8) Quelles sont les mesures de prévention contre le harcèlement au travail ?

☐ Sensibiliser l'équipe d'encadrement à ses problèmes
☐ Mettre en relation le salarié harcelé avec des associations spécifiques
☐ Prendre en charge immédiatement des salariés en souffrance

9) Quelles sont les mesures de prévention pour gérer le stress dans la vie sociale ?

☐ Pratiquer une activité physique régulière
☐ Supprimer les excitants
☐ Se coucher à des heures régulières

Exercice 1 À vous de jouer !

Complétez les mots croisés à l'aide des définitions suivantes.

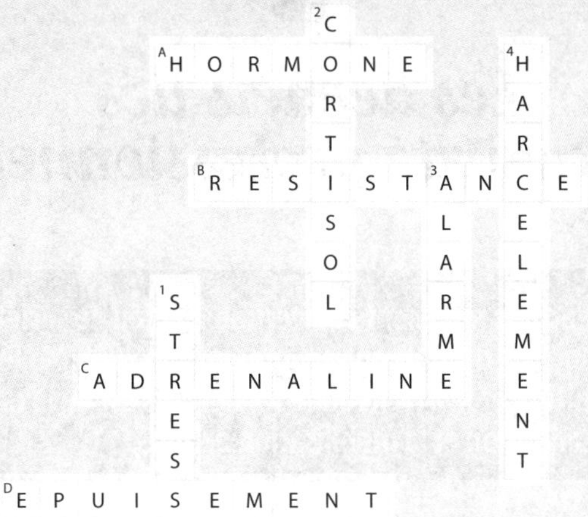

Exercice 2 QCM

1) Qu'elle est la définition de la charge mentale ?
- ☒ L'ensemble des ressources que l'opérateur doit mobiliser pour effectuer un travail

2) Quels sont les éléments à l'origine de la surcharge mentale ?
- ☒ La contrainte de temps
- ☒ La multiplicité des tâches

3) Quelle est la définition du stress ?
- ☒ Un déséquilibre entre la perception des contraintes et les ressources de l'individu

4) Quelles sont les phases du stress ?
- ☒ L'alarme
- ☒ La résistance
- ☒ L'épuisement

5) Quelles sont les réactions immédiates de l'organisme face au stress ?
- ☒ L'accélération du rythme cardiaque
- ☒ L'augmentation de la transpiration

6) Quelles sont les hormones libérées lors de situations stressantes ?
- ☒ L'adrénaline
- ☒ Le cortisol

7) Quelles instances de l'entreprise peuvent aidées un salarié harcelé au travail ?
- ☒ Le médecin du travail
- ☒ Le CHSCT

8) Quelles sont les mesures de prévention contre le harcèlement au travail ?
- ☒ Sensibiliser l'équipe d'encadrement à ses problèmes
- ☒ Prendre en charge immédiatement des salariés en souffrance

9) Quelles sont les mesures de prévention pour gérer le stress dans la vie sociale ?
- ☒ Pratiquer une activité physique régulière
- ☒ Supprimer les excitants
- ☒ Se coucher à des heures régulières

36

Les déchets liés à l'activité professionnelle

La prévention des déchets représente un véritable enjeu de société. En effet, 868 millions de tonnes de déchets ont été produits en 2008 par les ménages, les entreprises, l'agriculture et le BTP. Réduire les déchets est de la responsabilité de chacun, nécessite l'adhésion et la mobilisation de tous.

1 La définition d'un déchet

« Tout résidu d'un processus de production [...] ou plus généralement tout bien meublé abandonné ou que son détenteur destine à l'abandon. » (Article L 541-1 du Code de l'environnement)

2 Les catégories de déchets

Il existe trois grandes catégories de déchets produits par les entreprises.

Les déchets inertes (DI)	Déchets qui ne subissent aucune modification physique, chimique ou biologique importante. Ils ne se décomposent pas, ne brûlent pas et ne produisent aucune réaction physique ou chimique. Ils sont essentiellement issus du secteur du bâtiment et des travaux publics : déblais, gravas...
Les déchets industriels banals (DIB)	Déchets qui ne sont pas inertes, mais ne présentent aucun caractère toxique ou dangereux. Ils sont assimilables aux ordures ménagères ; il s'agit du carton, du papier, du bois, des plastiques, des métaux...
Les déchets industriels dangereux (DID)	Déchets qui présentent une ou plusieurs des propriétés suivantes : explosif, comburant, inflammable, irritant, nocif, toxique, cancérogène, corrosif, infectieux, toxique pour la reproduction, mutagène, écotoxique. D'une façon générale, ils sont dommageables pour l'homme et l'environnement. Exemples : les huiles, les solvants, les néons, les batteries, les piles, les bombes aérosols... Pour extension, les emballages de ces produits, même vides, sont considérés comme DID. **Le bordereau de suivi des déchets est obligatoire pour les déchets industriels dangereux (DIB).** Il va suivre les déchets tout au long de leur circuit d'élimination ou de traitement et constitue une preuve de leur élimination pour le producteur responsable. Il comporte des indications sur : - la provenance des déchets ; - leurs caractéristiques ; - les modalités de collecte, de transport et d'entreposage ; - l'identité des entreprises concernées ; - la destination des déchets.

3 L'impact des déchets sur l'environnement

La production des déchets est **une source de gaspillage de matières premières et d'énergie**. C'est aussi un facteur de risque pour l'environnement. En effet, les différents traitements des déchets et leur transport sont sources de nuisances et de pollutions pour :

- **l'air** : émissions de gaz « à effet de serre », de particules en suspension ;
- **l'eau** : entraînement de métaux lourds, de substances dangereuses ;
- **le sol** : accumulation de substances dangereuses pouvant contaminer la chaîne alimentaire.

4 La valorisation des déchets

Incinération	Brûler les déchets non recyclables permet d'en réduire le volume et de récupérer l'énergie. Cette énergie peut ainsi servir à chauffer des logements, à produire de l'électricité et donc à économiser les combustibles traditionnels.
Recyclage	Transformer certains emballages afin de leur donner une nouvelle vie : le verre redevient bouteille ; les journaux et magazines renaissent sous forme de carton ou de papier journal ; les métaux sont refondus et transformés ; les bouteilles en plastique deviennent tuyaux, tubes téléphoniques et même pulls polaires…
Compostage	Entreposer les matières organiques (épluchures, reste de repas…) pour qu'elles se décomposent naturellement.
Centre de stockage	Enfouir des déchets dans un site étanche pour éviter la pollution des eaux et récupérer les « jus » et le gaz combustible (biogaz) qui se sont formés pour pouvoir produire de l'électricité et de la chaleur.

5 Des logos pour informer

Les écolabels officiels Délivrés par l'AFNOR (Association Française de Normalisation)			Les écolabels privés collectifs émanant d'un secteur industriel ou d'un organisme professionnel, considéré comme indépendant du fabricant	
NF ENVIRONNEMENT	Ces deux logos reconnaissent la qualité d'usage du produit ainsi que la limitation de ses impacts sur l'environnement	Écolabel français (Marque NF-Environnement)	80% PAPIER RECYCLÉ	Délivré par l'association des producteurs et des utilisateurs de papier-cartons recyclés (APUR), il garantit le caractère recyclé à hauteur de 80 %
€		Écolabel européen		

Autres écolabels			
	Le « point vert » signifie que le producteur contribue financièrement à un dispositif (Éco-emballages ou Adelphe) aidant les communes à développer des collectes sélectives des déchets d'emballages afin de les valoriser. Il ne présume pas du recyclage effectif du produit qui le porte.	alu aluminium	Pictogrammes d'identification des matériaux
		acier	
65 %	La boucle de Möbius (Norme internationale ISO 14021) signifie que le produit ou l'emballage est recyclable. Lorsque cette boucle est accompagnée d'un pourcentage, elle signifie que ce produit ou cet emballage contient des matières recyclées (exemple : 65 % de matières recyclées).	02 PE - HD polyéthylène haute densité	

6 Les mesures pour respecter l'environnement

C'est l'ensemble des mesures et des actions, notamment au niveau de la conception, de la production, de la distribution et de la consommation d'un bien, visant à :

- réduire les quantités de déchets produits : prévention quantitative ;
- réduire leur nocivité et/ou améliorer leur caractère valorisable : prévention qualitative.

Exercice 1 À vous de jouer !

A) Reliez chaque logo à la signification correspondante.

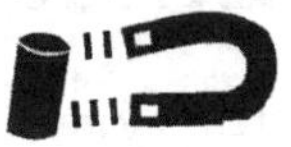

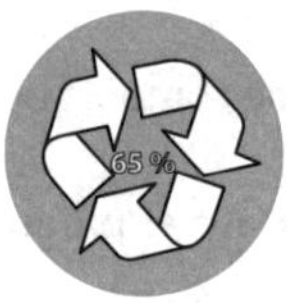

- Le produit est recyclé
- Le produit est en acier
- Le produit ou l'emballage est recyclable
- Le produit ou l'emballage contient des matières recyclées
- Le produit est en matières plastiques
- Le produit est en aluminium
- Le producteur contribue financièrement à un dispositif aidant les communes à développer des collectes sélectives des déchets d'emballages afin de les valoriser

B) Reconstituez la phrase à l'aide des définitions suivantes :

❶ Un synonyme d'abattement

❷ Des moyens utilisés pour se sortir d'une mauvaise situation

❸ Le contraire d'une matière synthétique

❹ La terre en est une.

LA PRODUCTION DE DÉCHETS ENTRAÎNE UN

❶ _ _ _ _ _ _ _ _ _ _ DES ❷ _ _ _ _ _ _ _ _ _ _

❸ _ _ _ _ _ _ _ _ _ _ DE LA ❹ _ _ _ _ _ _ _.

Exercice 2 QCM

Cochez la ou les bonnes réponses.

1) Quel est l'exemple de déchet industriel banal (DIB) ?
- ☐ Les gravas
- ☐ Le carton
- ☐ Les huiles

2) Quel est l'exemple de déchet industriel dangereux (DID) ?
- ☐ Les gravas
- ☐ Les batteries
- ☐ Les métaux

3) Quels sont les impacts des déchets sur l'environnement ?
- ☐ L'épuisement des ressources naturelles de la planète
- ☐ La pollution de l'eau, de l'air et des sols
- ☐ L'effet de serre

4) Qu'est-ce que le compostage ?
- ☐ L'entreposage de matières organiques pour qu'elles se décomposent
- ☐ L'incinération des déchets organiques
- ☐ La fabrication de papier

5) Quels sont les déchets concernés par un bordereau de suivi ?
- ☐ Les déchets industriels banals
- ☐ Les déchets industriels inertes
- ☐ Les déchets industriels dangereux

6) Comment sont valorisés les déchets incinérés ?
- ☐ Par la production d'électricité ou de chaleur pour chauffer des logements
- ☐ Par la fabrication de compost pour enrichir la terre
- ☐ Par la fabrication d'autres produits

7) Que permet le recyclage ?
- ☐ Donner une nouvelle vie aux déchets
- ☐ Brûler les déchets
- ☐ Fabriquer du compost

8) Quelle mesure permet de réduire la quantité de déchets ?
- ☐ La présence de logo sur les emballages
- ☐ Le fait de trier les déchets
- ☐ Limiter les emballages

Exercice 1 À vous de jouer !

A) Reliez chaque logo à la signification correspondant.

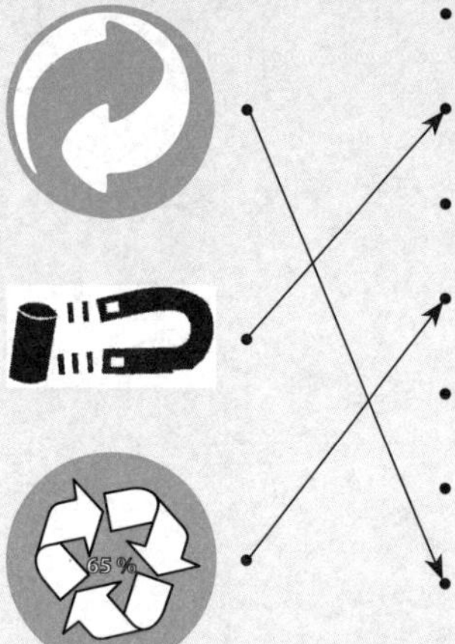

- Le produit est recyclé
- Le produit est en acier
- Le produit ou l'emballage est recyclable
- Le produit ou l'emballage contient des matières recyclées
- Le produit est en matières plastiques
- Le produit est en aluminium
- Le producteur contribue financièrement à un dispositif aidant les communes à développer des collectes sélectives des déchets d'emballages afin de les valoriser

B) Reconstituez la phrase à l'aide des définitions suivantes :

❶ Un synonyme d'abattement

❷ Des moyens utilisés pour se sortir d'une mauvaise situation

❸ Le contraire d'une matière synthétique

❹ La terre en est une.

LA PRODUCTION DE DÉCHETS ENTRAÎNE UN ❶ ÉPUISEMENT DES ❷ RESSOURCES ❸ NATURELLES DE LA ❹ PLANÈTE.

Exercice 2 QCM

1) Quel est l'exemple de déchet industriel banal (DIB) ?

☒ Le carton

2) Quel est l'exemple de déchet industriel dangereux (DID) ?

☒ Les batteries

3) Quels sont les impacts des déchets sur l'environnement ?

☒ L'épuisement des ressources naturelles de la planète

☒ La pollution de l'eau, de l'air et des sols

☒ L'effet de serre

4) Qu'est-ce que le compostage ?

☒ L'entreposage de matières organiques pour qu'elles se décomposent

5) Quels sont les déchets concernés par un bordereau de suivi ?

☒ Les déchets industriels dangereux

6) Comment sont valorisés les déchets incinérés ?

☒ Par la production d'électricité ou de chaleur pour chauffer des logements

7) Que permet le recyclage ?

☒ Donner une nouvelle vie aux déchets

8) Quelle mesure permet de réduire la quantité de déchets ?

☒ Limiter les emballages

Conception graphique : Nathalie Florczak
Mise en page : STDI

Éditions Foucher 58, rue Jean-Bleuzen, 92178 Vanves Cedex
Avril 2012 – 01 – AF-MB/SM

Imprimé en France par EMD s.a.s. – 53110 Lassay-les-Châteaux – N° d'imprimeur : 26423

Les situations d'urgence : formation SST (sauveteur secouriste du travail) ou PSC1 (prévention et secours civiques niveau 1)

Le sauveteur est un opérateur formé au SST ou PSC1, compétent pour agir auprès d'une victime en attendant l'arrivée des secours adaptés.

1. Les étapes de l'action du secouriste

- **Protéger**

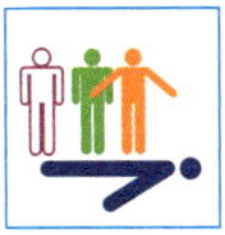

Cette première action doit permettre d'éviter un nouvel accident pour le secouriste lui-même et les témoins.
Elle consiste à :
- supprimer le danger ;
- et/ou isoler ;
- et/ou soustraire la victime au danger.

- **Examiner**

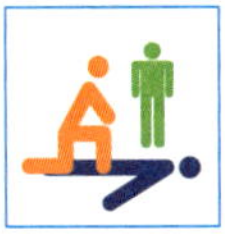

L'examen de la victime permet de collecter des informations sur son état afin de :
- transmettre ces informations aux secours spécialisés pour qu'ils puissent organiser leur intervention ;
- déterminer les actions à mettre en œuvre.

Le secouriste se pose systématiquement quatre questions :
- la victime saigne-t-elle ?
- la victime s'étouffe-t-elle ?
- la victime répond-elle aux questions et aux ordres simples ?
- la victime respire-t-elle ?

- **Alerter ou faire alerter**

Le secouriste ou les témoins doivent recueillir les informations indispensables pour renseigner les secours adaptés (numéro de téléphone, adresse, nombre de victimes, état de la ou des victimes, gestes effectués par le secouriste, circonstances de l'accident).
- **N° 15 :** SAMU pour un problème de santé ;
- **N° 17 :** police pour un problème d'ordre public ;
- **N° 18 :** sapeurs-pompiers pour un problème de secours ;
- **N° 112 :** numéro européen pour les personnes qui ne connaissent pas les numéros internes au pays.

Consignes pour une bonne transmission du message :
- s'assurer que le message a bien été compris par l'appelant ;
- indiquer à l'appelant de ne pas raccrocher le premier ;
- s'assurer que l'alerte a bien été donnée (le témoin doit venir rendre compte).

© Éditions Foucher

2. La victime saigne abondamment

Le but du secouriste est d'arrêter immédiatement le saignement.

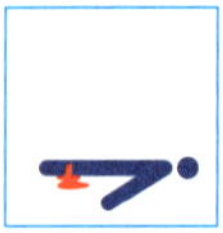

APPUYER

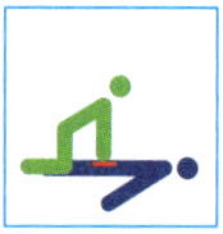

Si je n'ai pas de téléphone portable à ma disposition et que je suis seul(e) pour alerter les secours

Je pose un pansement compressif

A. La compression manuelle

- Appuyer immédiatement sur la plaie qui saigne, avec les doigts ou la paume de la main, en évitant si possible le contact direct avec le sang par le port de gant ou en intercalant un plastique ou un linge plié. Cette technique qui consiste à comprimer les vaisseaux qui saignent est facile et rapide, et suffit pour arrêter le saignement.
  - Si le sauveteur doit se libérer, il remplacera cette compression par un tampon de tissu maintenu par un lien large appelé « tampon relais ».

La compression avec la main

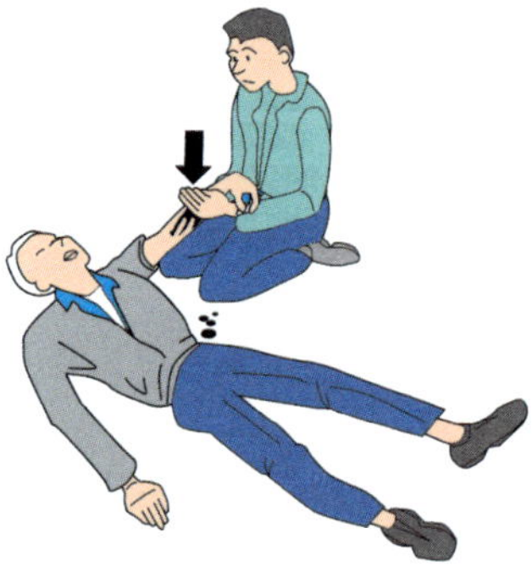

Ne pas serrer trop fort les premiers tours du lien mais seulement le dernier, juste ce qui est nécessaire pour arrêter le saignement.

Le pansement compressif

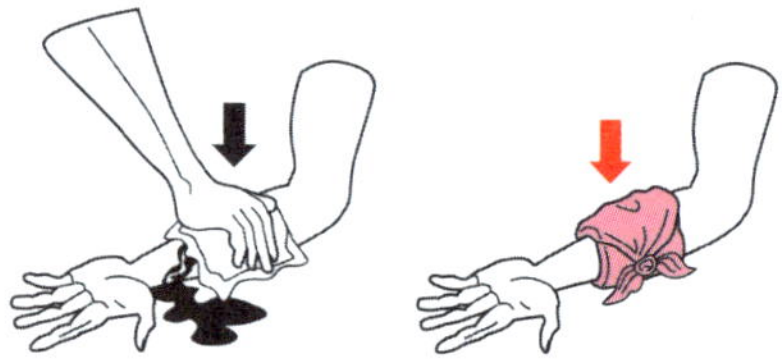

Si le pansement compressif n'arrête pas totalement le saignement, reprendre la compression manuelle par-dessus le pansement.

POINTS CLÉS

La compression locale **recouvre la totalité de la plaie**, elle est **suffisante** pour arrêter le saignement et elle est **permanente**.

B. Les cas particuliers

- **Saignement de nez spontané** : lui demander de se moucher vigoureusement puis de comprimer la narine qui saigne avec 2 doigts pendant 10 minutes, tête penchée en avant.
- **Saignement de nez suite à une chute ou à un coup** : alerter les secours.
- **Perte de sang par un orifice naturel, vomissements ou crachats de sang** : mettre la victime dans la position où elle se sent le mieux, alerter les secours médicalisés, conserver si possible les crachats ou vomissements.

© Éditions Foucher

3. La victime s'étouffe

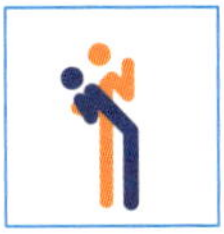

Le but du secouriste est de désobstruer immédiatement les voies aériennes pour permettre à la victime de respirer.

A. L'obstruction totale des voies aériennes

	Adulte Enfant de plus d'un an	Nourrisson (moins d'un an)
Signes	- brutalement, la victime porte les mains à sa gorge ; - pas de paroles, ni toux, ni respiration ; - cyanose (bleue) si aucun geste fait.	- agitation ; - pas de cris, ni pleurs, ni respiration.
Conduite à tenir	Donner **1 à 5 tapes vigoureuses dans le dos**, entre les omoplates avec le talon de la main, pour provoquer un réflexe de toux capable de débloquer le corps étranger.	
	Si les tapes dans le dos sont inefficaces, réaliser **1 à 5 compressions** (méthode de Heimlich) pour comprimer l'air contenu dans les poumons et expulser le corps étranger.	
	compressions abdominales	compressions **thoraciques** avec 2 doigts
	Le corps étranger est expulsé, sinon vérifier l'intérieur de la bouche et retirer délicatement le corps étranger s'il est visible et accessible. La victime tousse et reprend sa respiration. **Demander un avis médical (Centre 15).**	
	En cas d'échec, renouveler l'enchaînement des 5 tapes et des 5 compressions jusqu'à l'expulsion du corps étranger	

La désobstruction des voies aériennes d'un adulte ou d'un enfant de plus de 1 an

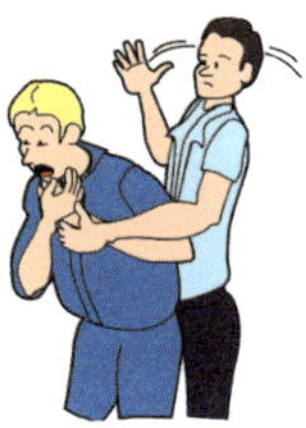

1 à 5 tapes dans le dos

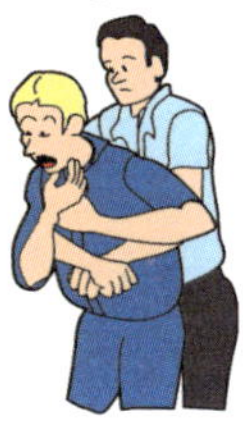

Si les 5 tapes dans le dos sont inefficaces : réaliser 1 à 5 compressions **abdominales** (méthode d'Heimlich).

B. Les cas particuliers

La désobstruction des voies aériennes chez une femme enceinte ou une personne obèse

Se positionner derrière la victime, placer le poing fermé au milieu du sternum, mettre l'autre main sur la première et tirer franchement vers soi, en exerçant une pression vers l'arrière (1 à 5 compressions).

© Éditions Foucher

La désobstruction des voies aériennes chez le nourrisson

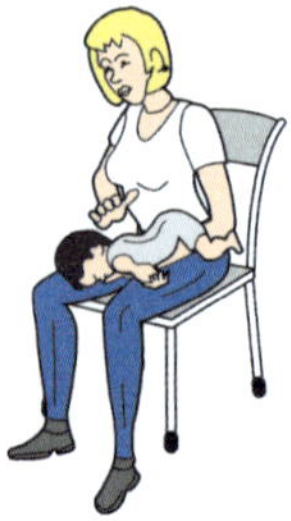

1 à 5 tapes dans le dos

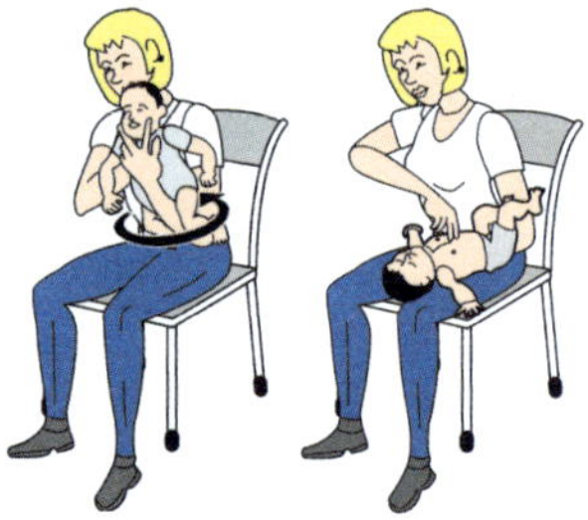

Si les 5 tapes dans le dos sont inefficaces : réaliser 1 à 5 compressions **thoraciques**.

POINTS CLÉS

Les tapes dans le dos :

- entre les deux omoplates ;
- avec le talon de la main ;
- de façon vigoureuse.

Les compressions abdominales (ou thoraciques chez le nourrisson) :

- position correcte, dans une direction conforme ;
- avec une force suffisante.

Remarque : Si la victime perd connaissance, faire alerter les secours d'urgence et réaliser une réanimation cardio-pulmonaire en débutant immédiatement par des compressions thoraciques.

C. L'obstruction partielle des voies aériennes

	Adulte Enfant et nourrisson
Signes	- difficultés à respirer ; - efforts de toux ; - possibilité d'un sifflement respiratoire.
Conduite à tenir	- installer la victime dans la position où elle se sent le mieux, le plus souvent assise ; - l'encourager à tousser pour rejeter le corps étranger ; - demander un avis médical en appelant le centre 15 ; - en surveillant attentivement la respiration de la victime.

© Éditions Foucher

4. La victime se plaint de malaise

Le but du secouriste est d'éviter toute aggravation de l'état de la victime en sachant identifier, apprécier et transmettre à un médecin les signes d'un malaise.

A. La définition d'un malaise

C'est une sensation pénible, chez une personne consciente, traduisant un trouble de fonctionnement de l'organisme. Les signes ressentis brutalement ou progressivement sont divers quant à leur localisation, intensité et durée. Qu'ils soient associés ou isolés, ils peuvent traduire une gravité immédiate ou à venir menaçant les fonctions vitales.

B. Des exemples de malaises

Ces exemples sont donnés à titre informatif car le secouriste ne pose pas de diagnostic : évanouissement, coup de chaleur, crise d'asthme, hypoglycémie, problème cardiaque, accident vasculaire cérébral…

C. L'action du secouriste

Observer la victime	Écouter la plainte	Questionner la victime ou l'entourage	Agir
- pâleur intense ; - sueurs abondantes ; - a du mal à parler ou ne peut plus parler du tout ; - membres d'un côté qui ne bougent pas ; - doigts crispés ; - troubles de la parole ; - vomissements ; - perte de l'équilibre, instabilité de la marche ou chutes inexpliquées…	- douleur dans la poitrine ; - mal de tête sévère, soudain et inhabituel ; - frissons ; - a du mal à respirer ; - angoisse ; - faiblesse ; - vertiges ; - …	- quel âge avez-vous ? - où avez-vous mal ? - est-ce la première fois ? - depuis combien de temps dure ce malaise ? - prenez-vous des médicaments ? - avez-vous été récemment malade ou hospitalisé ?	- **mettre immédiatement au repos en position allongée** ou dans la position souhaitée par la victime en cas de gêne respiratoire ; - **aider**, à sa demande, la victime à prendre son médicament ou du sucre selon le cas ; - **transmettre les informations recueillies au médecin du SAMU (15)*** pour avoir un avis médical et suivre les conseils donnés ; - **surveiller les fonctions vitales** de la victime et l'évolution des signes constatés en attendant la prise en charge médicale si nécessaire.

*** Le téléphone portable permet au médecin de parler directement à la victime sans la faire déplacer.**

© Éditions Foucher

Des cas de malaises

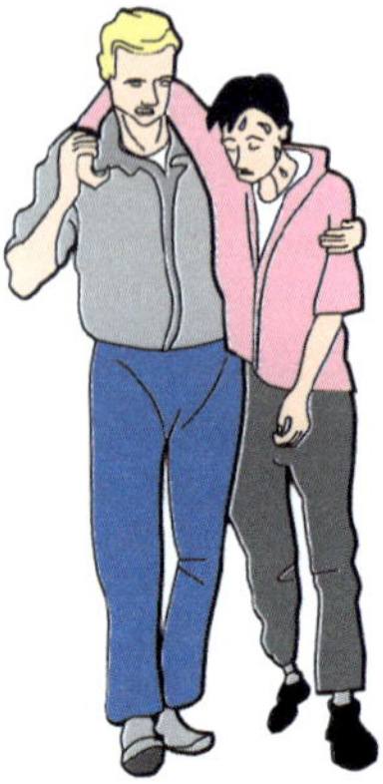

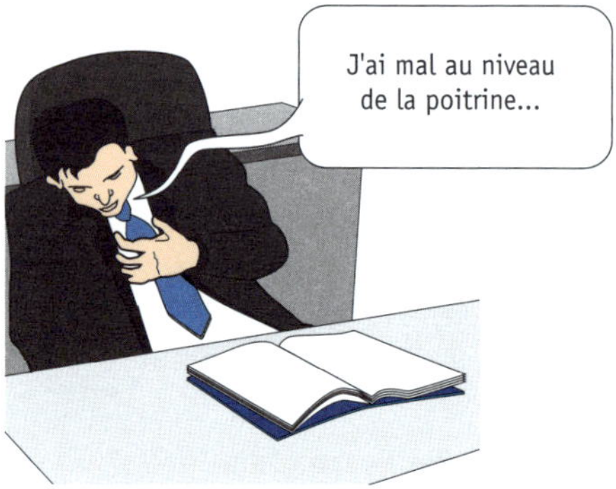
J'ai mal au niveau de la poitrine...

La conduite à tenir

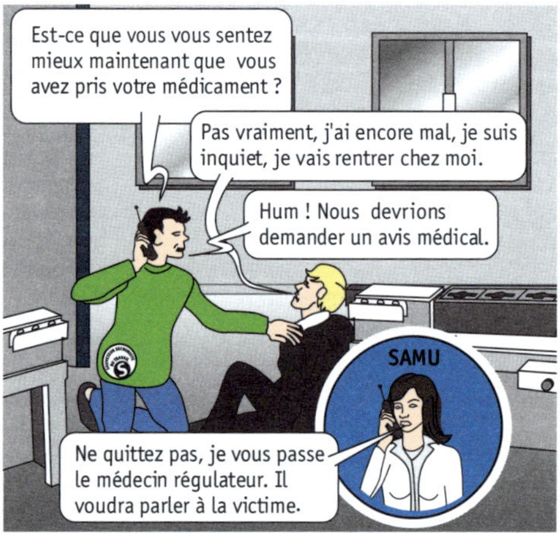
Est-ce que vous vous sentez mieux maintenant que vous avez pris votre médicament ?
Pas vraiment, j'ai encore mal, je suis inquiet, je vais rentrer chez moi.
Hum ! Nous devrions demander un avis médical.
SAMU
Ne quittez pas, je vous passe le médecin régulateur. Il voudra parler à la victime.

POINTS CLÉS

La conduite à tenir en présence d'un malaise :

- mettre au repos en position allongée ;
- alerter le SAMU (centre 15) et suivre les conseils donnés.

© Éditions Foucher

5. La victime se plaint de brûlures

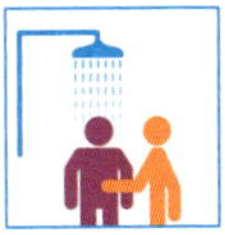

Le but du secouriste est d'éviter l'aggravation de la brûlure.

A. La définition d'une brûlure

Une brûlure est une lésion de la peau ou des muqueuses respiratoires, digestives, provoquée par la température, des substances chimiques, l'électricité, des frottements ou des radiations.

B. Les critères de gravité

Critères	Brûlure simple (respect des 4 critères)	Brûlure grave (dès l'apparition d'un des 4 critères)
Étendue	Surface de l'ensemble des cloques (ou phlyctènes) inférieure à la moitié de la paume de la main de la victime.	Surface de l'ensemble des cloques (ou phlyctènes) supérieure à la moitié de la paume de la main de la victime.
Profondeur	Non profonde : rougeur ou cloque (phlyctène).	Profonde : cloques (phlyctènes), aspect noirâtre.
Localisation	Non située au thorax, à l'abdomen, au visage ou près d'une articulation ou d'un orifice naturel.	Localisée au thorax ou à l'abdomen ou au visage ou près d'une articulation ou d'un orifice naturel.
Sujet vacciné	oui	non

C. L'action du secouriste

	Brûlure thermique	Brûlure chimique
Utilisation	EAU	
But	**refroidir le plus tôt possible,** diminuer l'extension de la brûlure, soulager la douleur	**rincer**, arroser à grande eau
Durée	le plus tôt possible, jusqu'à l'obtention d'un avis médical ou la disparition de la douleur pour une brûlure simple	le plus tôt possible et jusqu'à l'arrivée des secours
Conseils	ne pas enlever les vêtements qui collent à la peau	enlever les vêtements sous l'eau du haut vers le bas

Faire alerter les secours médicalisés dans le cas d'une brûlure grave. Mettre au repos la victime, allongée sur un drap propre.

© Éditions Foucher

Une brûlure d'origine thermique

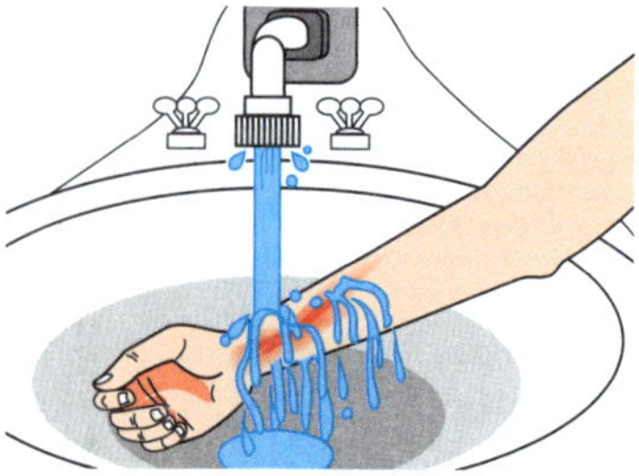

Une brûlure d'origine chimique

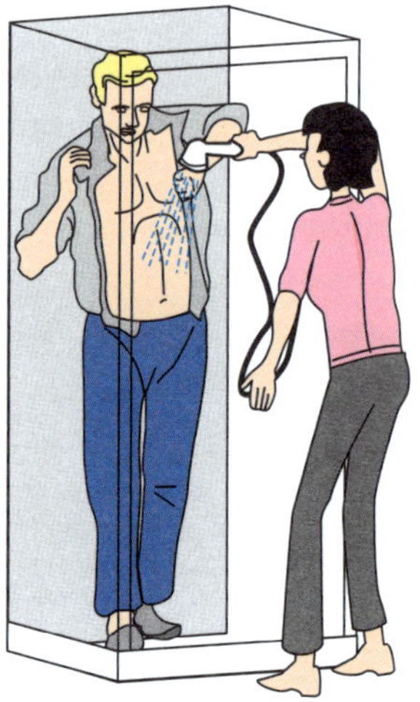

Le cas d'une projection de produit chimique dans l'œil

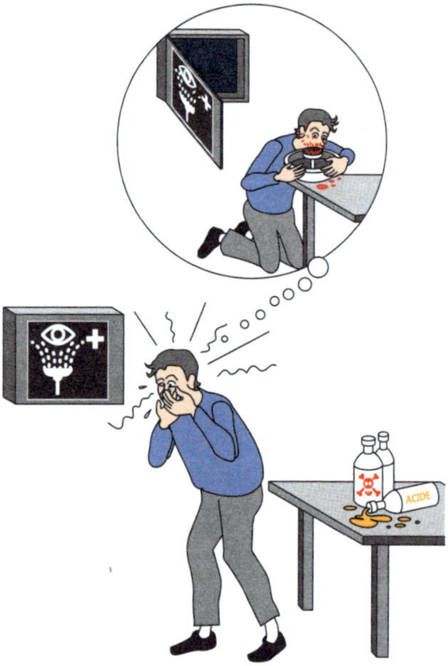

Le cas d'une personne ayant les vêtements en flammes

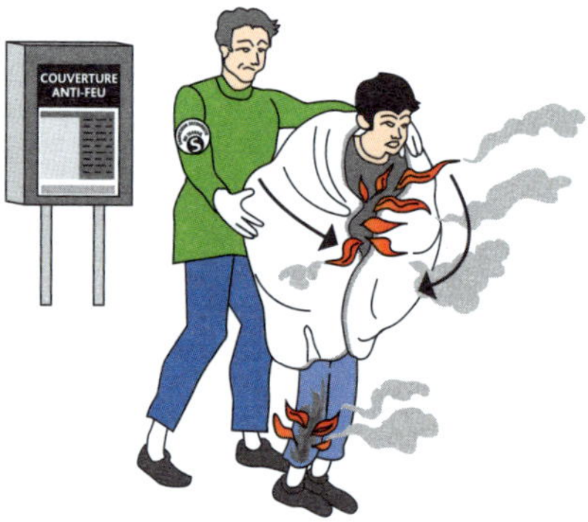

POINTS CLÉS

L'arrosage à l'eau d'une brûlure doit être immédiat sur la surface brûlée et jusqu'à l'obtention de l'avis médical.

D. Les cas particuliers

- Brûlures électriques : refroidir le plus tôt possible en arrosant la surface brûlée. Demander un avis médical et surveiller l'état de la victime.
- Brûlures internes par ingestion ou inhalation : placer la victime en position demi-assise pour faciliter la respiration. Demander un avis médical et suivre les conseils donnés. Au travail, suivre le protocole établi par le médecin du travail.

© Éditions Foucher

6. La victime se plaint d'une douleur ou d'une plaie

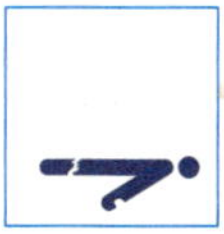
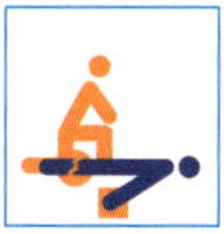

Le but du secouriste est d'éviter toute aggravation.

A. La victime se plaint d'une douleur empêchant certains mouvements

<table>
<tr><th></th><th>Membres</th><th>Dos, nuque, tête</th><th>Coup sur la tête</th></tr>
<tr><td>Signes</td><td colspan="2">• Douleur vive
• Gonflement
• Impotence
• Déformation visible</td><td>• Agitation ou prostration
• Vomissement
• Absence de souvenir ou propos incohérents
• Diminution de la force musculaire ou engourdissement</td></tr>
<tr><td rowspan="2">Conduite à tenir</td><td>Conseiller fermement au blessé de ne pas mobiliser le membre atteint</td><td>Ne jamais mobiliser le blessé. Lui conseiller fermement de ne faire aucun mouvement, en particulier de la tête</td><td>Demander au blessé de s'allonger</td></tr>
<tr><td colspan="3">Alerter ou faire alerter
Surveiller l'état de la victime</td></tr>
</table>

B. La victime se plaint d'une plaie qui ne saigne pas abondamment

Types de plaies	Conduite à tenir
Plaie simple	Nettoyer à l'eau savonneuse et protéger la plaie. Si la vaccination contre le tétanos n'est pas récente, conseiller de consulter un médecin. Si la plaie devient chaude, rouge, si elle gonfle, si elle continue de faire mal et/ou si la fièvre apparaît, consulter sans tarder un médecin.
Plaie grave	Mettre la victime en position d'attente. Prendre un avis médical. Attention : S'il y a un corps étranger dans la plaie, ne pas l'enlever.
- au thorax	Respecter la position prise par la victime si elle se sent bien, sinon la mettre en position demi-assise pour faciliter la respiration.
- à l'abdomen	Respecter la position prise par la victime si elle se sent bien ou la mettre à plat dos, cuisses et jambes fléchies, pour relâcher les muscles de l'abdomen et diminuer la douleur.
- à l'œil	Allonger à plat dos. Recommander à la victime de fermer les yeux. Ne jamais retirer un corps étranger.
- autres	Allonger la victime pour limiter les complications et prévenir une défaillance circulatoire.

Remarque : ne jamais retirer un corps étranger inclus dans la plaie.

© Éditions Foucher

Plaie au thorax

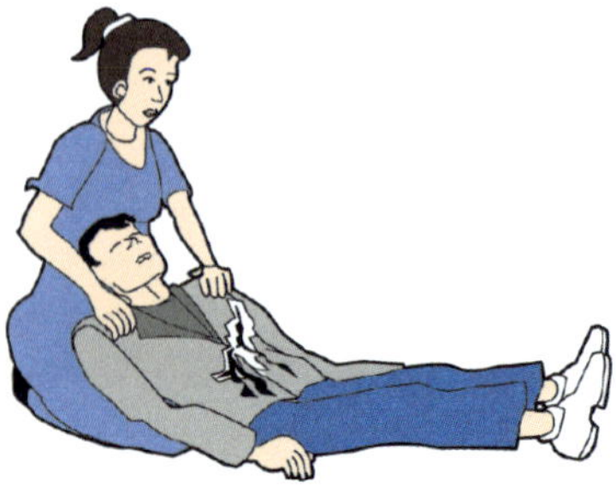

Plaie à l'abdomen

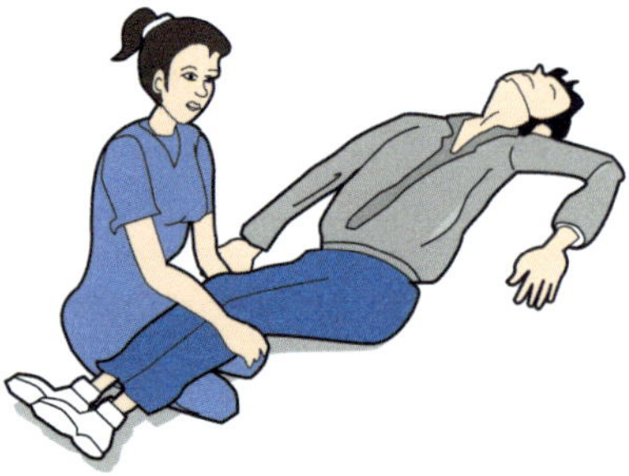

C. Le cas d'un membre sectionné

Conserver le segment sectionné à basse température, ce qui donne un délai de 3 à 6 heures pour pratiquer une réimplantation.

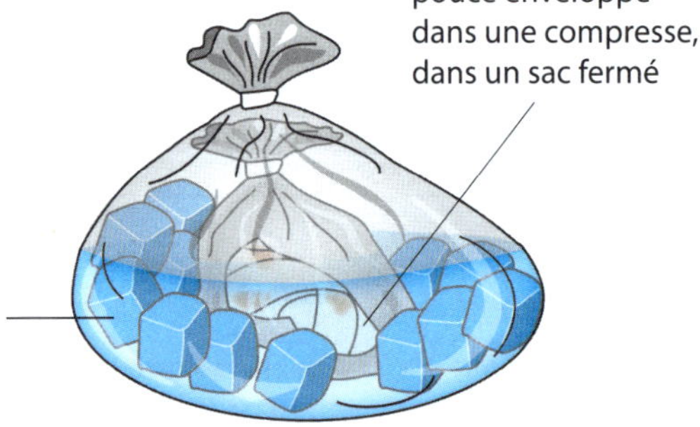

POINTS CLÉS

La plaie simple :
- nettoyer, protéger et surveiller l'évolution ;
- vérifier la vaccination antitétanique.

La plaie grave :
- empêcher l'aggravation ;
- installer la victime en position d'attente ;
- alerter ou faire alerter les secours ;
- surveiller l'état de la victime.

© Éditions Foucher

7. La victime ne répond pas mais elle respire

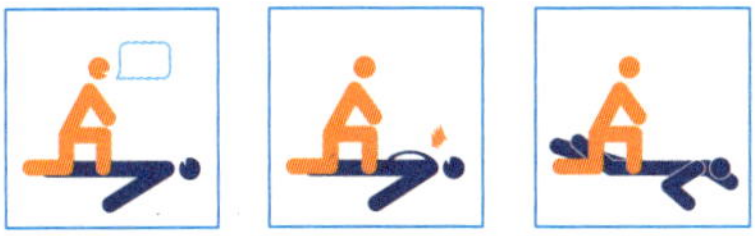

Le but du secouriste est de permettre à la victime de continuer à respirer.

A. La conduite à tenir

- **apprécier l'état d'inconscience** en posant des questions et des ordres simples ;
- **appeler « à l'aide »** si le sauveteur est seul afin d'obtenir l'aide d'une personne qui pourra alerter les secours ;
- **assurer** immédiatement **la libération des voies aériennes**, en basculant prudemment la tête en arrière et en élevant le menton ;
- **apprécier la respiration pendant 10 secondes maximum** : perception du souffle, pas de bruit au passage de l'air, soulèvement de la cage thoracique ou de l'abdomen ;
- **faire alerter** immédiatement les secours médicalisés si un témoin est présent ;
- **mettre la victime sur le côté**, en position latérale de sécurité (PLS) pour éviter l'étouffement et faciliter l'écoulement de la salive et/ou des vomissements éventuels ;
- **alerter les secours si le secouriste est seul**.

Le danger de détresse respiratoire prime sur l'éventualité de l'aggravation d'une lésion traumatique lors de la mise sur le côté.

- surveiller la respiration de la victime ;
- couvrir et rassurer la victime en attendant l'arrivée des secours.

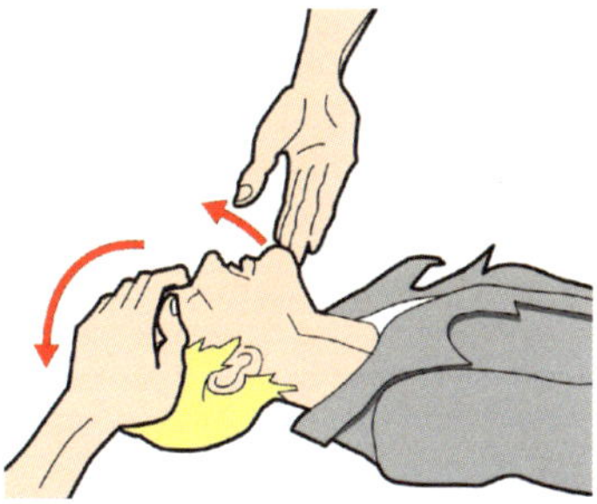

1. Préparer le retournement

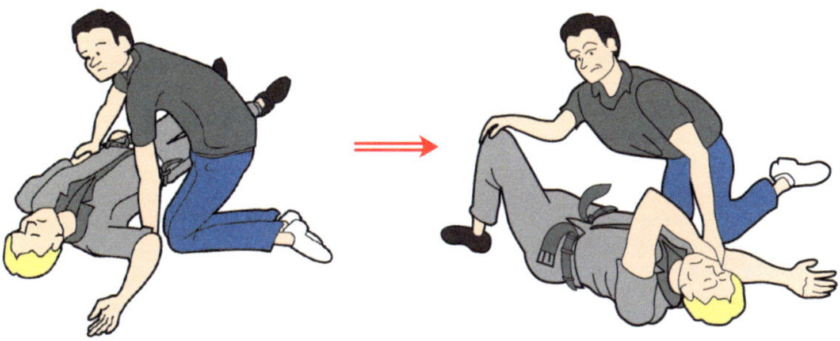

© Éditions Foucher

2. Retourner la victime sur le côté

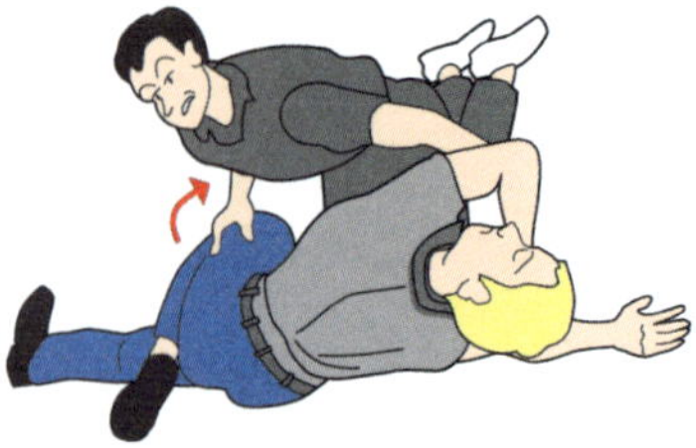

3. Stabiliser la victime

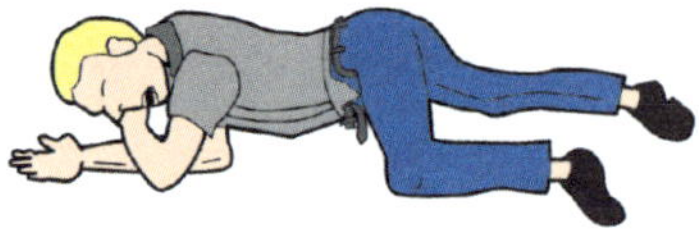

POINTS CLÉS

La mise en position latérale de sécurité respecte les principes suivants :

- le retournement limite au maximum les mouvements de la colonne cervicale ;
- sur le côté, l'écoulement des liquides se fait vers l'extérieur ;
- la position est stable ;
- la poitrine n'est pas comprimée pour permettre la respiration.

B. Les cas particuliers

Nourrisson	Le placer sur le côté, dans les bras du SST.
Enfant	La conduite à tenir est identique à celle de l'adulte.
Femme enceinte	Tourner la victime sur le côté gauche pour éviter la compression de certains vaisseaux sanguins de l'abdomen.
Traumatisé (lésion thoracique ou des membres)	Tourner la victime de préférence sur le côté atteint.
Victime couchée sur le ventre	Après avoir constaté l'inconscience, mettre la victime sur le dos et libérer les voies aériennes avant de vérifier sa respiration.
Victime inconsciente qui présente des convulsions	Ne pas toucher la victime et écarter ce qui pourrait la blesser. À la fin des convulsions, mettre la victime sur le côté, après s'être assuré de sa respiration.

© Éditions Foucher

8. La victime ne répond pas et ne respire pas (adulte, enfant, nourrisson)

Le but du secouriste est de mettre en œuvre une réanimation cardio-pulmonaire et, si nécessaire, de réaliser une défibrillation automatisée externe en attendant l'arrivée des secours.

A. La conduite à tenir

- **Cas général avec des témoins**
  - **apprécier** l'état d'inconscience en posant des questions et des ordres simples ;
  - **appeler** « à l'aide ! » ;
  - **mettre** la victime sur le dos, si nécessaire ;
  - **assurer** immédiatement la libération des voies aériennes, en basculant prudemment la tête en arrière et en levant le menton ;
  - **apprécier** l'absence de respiration pendant 10 secondes maximum : pas de souffle, pas de bruit au passage de l'air, pas de soulèvement de la cage thoracique, ni de l'abdomen ;
  - **faire alerter les secours** (message bref) et **réclamer un DAE** (défibrillateur automatique externe) ;
  - **pratiquer immédiatement une réanimation cardio-pulmonaire** en associant 30 compressions thoraciques puis deux insufflations en attendant le DAE. Les compressions thoraciques sont réalisées sur le sternum, au centre de la poitrine (poussées verticales de 5 à 6 cm pour l'adulte, d'1/3 d'épaisseur du thorax pour l'enfant), à la fréquence de 100 à 120 fois à la minute, la victime étant sur un plan dur. La durée de chaque insufflation est d'une seconde.

	Alternance « compressions/insufflations »
Adulte, enfant de plus de 8 ans	30 compressions/2 insufflations
Enfant de moins de 8 ans	5 insufflations puis 30 compressions/2 insufflations
Nourrisson	5 insufflations puis 30 compressions/2 insufflations (bouche à bouche et nez pour le bébé)

- **En l'absence de témoin** le sauveteur prévient immédiatement le SAMU (15) et se munit du DAE.

© Éditions Foucher

Poursuivre la réanimation jusqu'à :
- la mise en œuvre du DAE ;
- le relais par les services de secours ;
- la reprise d'une respiration normale de la victime

Adulte

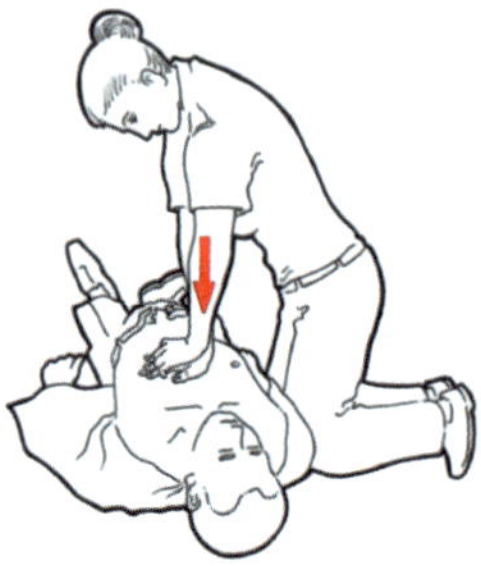

Enfant de plus de 8 ans

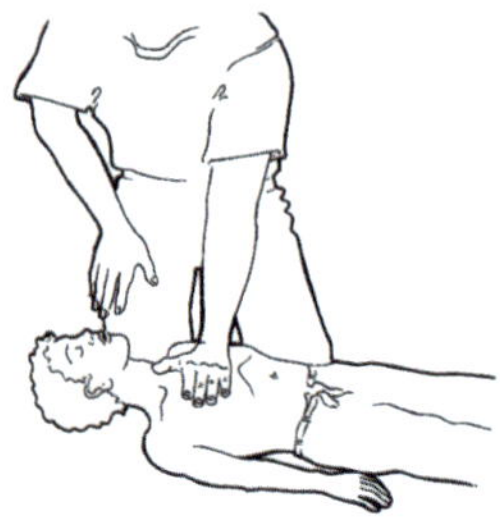

Le talon de la main doit être positionné juste au-dessus du repère du bas du sternum

Nourrisson

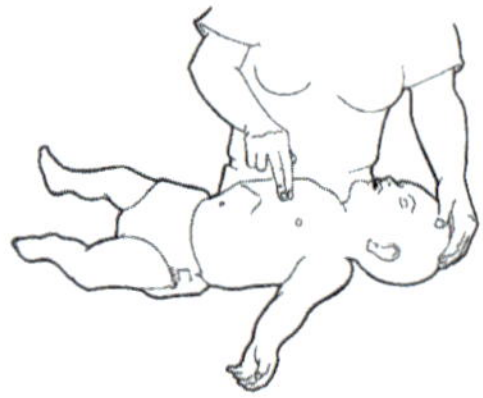

Adulte

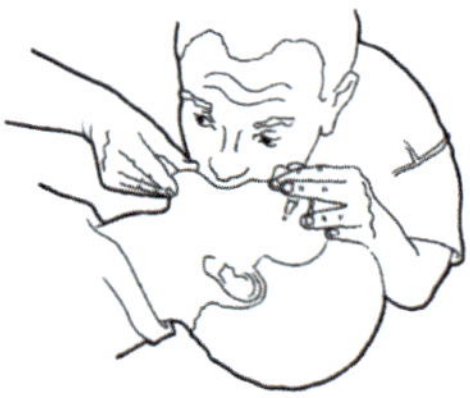

Bouche à bouche

Nourrisson

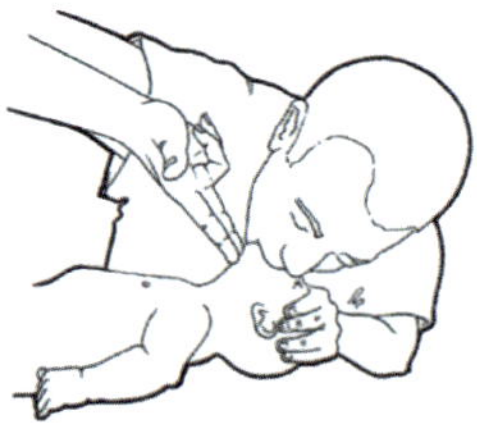

Bouche à bouche et nez

B. Des cas particuliers

Le ventre et la poitrine de la victime ne se soulèvent pas lors des insufflations (obstruction totale des voies aériennes) :
- ouvrir la bouche et contrôler la présence éventuelle d'un corps étranger visible. Si c'est le cas, le retirer avec les doigts ;
- s'assurer que la tête est bien basculée en arrière, menton levé ;
- effectuer 2 insufflations ;
- quelle que soit leur efficacité, réaliser 30 compressions thoraciques ;
- vérifier dans la bouche la présence du corps étranger et le retirer si c'est le cas ;
- adapter ensuite la conduite à tenir à l'état de la victime.

Si le corps étranger n'a pas été expulsé, poursuivre la réanimation cardio-pulmonaire et vérifier après chaque série de compressions thoraciques l'expulsion du corps étranger.

© Éditions Foucher

- Les insufflations ne peuvent pas être effectuées (vomissements, répulsion, traumatisme facial…) : le SST continue uniquement les compressions thoraciques.
- En présence d'un second secouriste, pratiquer une RCP à deux :
  - l'un réalise les compressions thoraciques ;
  - l'autre effectue les insufflations.

POINTS CLÉS

Les compressions thoraciques :

- la victime est allongée sur le dos, sur un plan dur ;
- les compressions sont exercées verticalement de 5 à 6 cm pour l'adulte, à la fréquence de 100 à 120 fois par minute ;
- le thorax est relâché complètement entre les compressions.

Les insufflations :

- les voies aériennes sont libres (bascule de la tête, menton élevé) ;
- les insufflations sont sans fuite, lentes et progressives.

C. L'utilisation du DAE (défibrillateur automatique externe)

- **La fibrillation cardiaque**

Au cours d'une fibrillation ventriculaire (contractions violentes et désordonnées des fibres cardiaques), l'activité électrique du cœur devient anormale, irrégulière et complètement désorganisée ; le cœur ne pompe plus le sang : c'est l'arrêt circulatoire. Dès la troisième minute, des lésions cérébrales apparaissent et deviennent irréversibles, rendant les chances de survie quasiment nulles au-delà de la huitième minute, si aucun geste n'est réalisé.

Le tracé de l'électrocardiogramme suite à une fibrillation ventriculaire

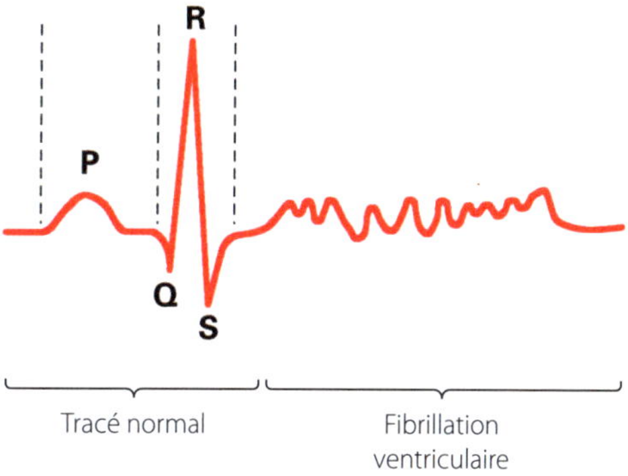

- **L'appareil**

Le défibrillateur automatique externe permet :

- d'analyser l'activité électrique du cœur ;
- de reconnaître une éventuelle anomalie du fonctionnement électrique du cœur ;
- de délivrer un choc électrique, si nécessaire, qui interrompt la fibrillation cardiaque et permet de restaurer une activité cardiaque efficace.

© Éditions Foucher

- **L'utilisation du DAE :**
  - appuyer sur le bouton « Marche-Arrêt » ;
  - suivre les indications vocales et ou visuelles données par l'appareil ;
  - mettre en place les électrodes, conformément au schéma sur l'emballage, sur le thorax nu et sec de la victime ;
  - connecter les électrodes ;
  - s'assurer que personne ne touche la victime pendant l'analyse du rythme cardiaque ;

Si le défibrillateur annonce qu'un choc est indiqué :

- appuyer sur le bouton « choc » ou laisser le DAE déclencher le choc ;
- reprendre ou débuter sans délai la RCP (réanimation cardio-pulmonaire) ;
- continuer à suivre les indications du DAE jusqu'à l'arrivée des secours ou la reprise de la respiration.

Si le choc n'est pas nécessaire :

- reprendre les manœuvres de RCP sans délai en commençant par les compressions thoraciques.

Utilisation du DAE

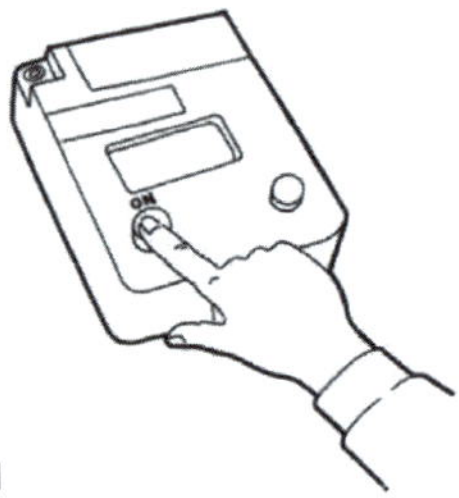

1

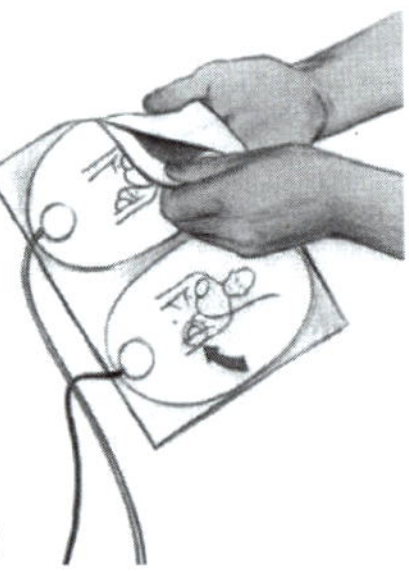
2

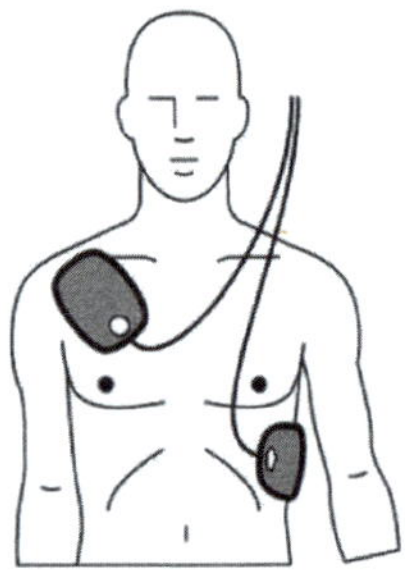
3

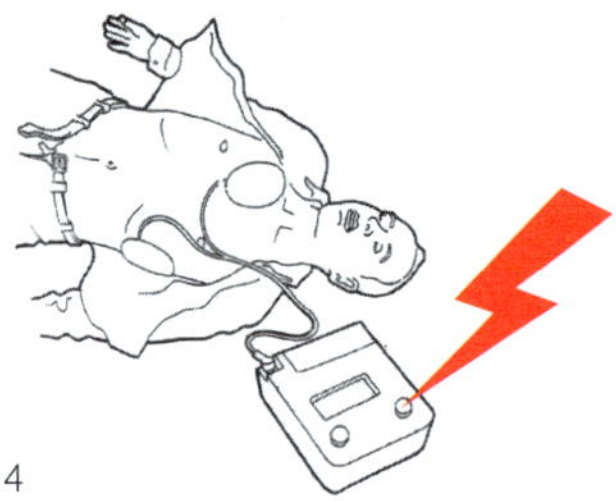
4

Remarque : pour l'enfant de moins de 8 ans et le nourrisson, il existe des électrodes spécifiques.

POINTS CLÉS

L'utilisation du DAE :

- position des électrodes conforme au schéma d'emballage ;
- suivre les instructions données par le DAE ;
- en aucun cas, le SST ne doit retirer les électrodes ou éteindre le défibrillateur.

© Éditions Foucher